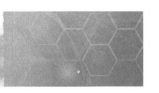

护理人文案例解析与实务

主　审　王锦帆
主　编　许　勤　嵇　艳
副主编　朱军华　任元鹏　李现文　雷　阳
编　者（按姓氏笔画排序）

　　　　丁亚萍（南京医科大学）
　　　　丁婧婧（南京医科大学附属逸夫医院）
　　　　王素英（南京医科大学第一附属医院）
　　　　王雪梅（南京医科大学第一附属医院）
　　　　王蔚云（南京医科大学）
　　　　朱军华（南京医科大学）
　　　　任元鹏（南京医科大学）
　　　　刘　萌（南昌大学）
　　　　许　勤（南京医科大学）
　　　　李现文（南京医科大学）
　　　　沈　燕（南京医科大学附属逸夫医院）
　　　　陈　申（南京医科大学）
　　　　金利玉（南京医科大学附属逸夫医院）
　　　　周贝贝（江苏卫生健康职业学院）
　　　　侯明如（南京医科大学附属无锡精神卫生中心）
　　　　施姣娜（南京医科大学附属逸夫医院）
　　　　唐欣芝（南京医科大学）
　　　　嵇　艳（南京医科大学）
　　　　雷　阳（南京医科大学）

人民卫生出版社

图书在版编目（CIP）数据

护理人文案例解析与实务 / 许勤，嵇艳主编. —北京：人民卫生出版社，2020

ISBN 978-7-117-29918-3

Ⅰ.①护… Ⅱ.①许… ②嵇… Ⅲ.①护士-修养-案例 Ⅳ.①R192.6

中国版本图书馆 CIP 数据核字（2020）第 056371 号

人卫智网　www.ipmph.com　医学教育、学术、考试、健康，购书智慧智能综合服务平台
人卫官网　www.pmph.com　人卫官方资讯发布平台

版权所有，侵权必究！

护理人文案例解析与实务

主　　编：许　勤　嵇　艳
出版发行：人民卫生出版社（中继线 010-59780011）
地　　址：北京市朝阳区潘家园南里 19 号
邮　　编：100021
E - mail：pmph @ pmph.com
购书热线：010-59787592　010-59787584　010-65264830
印　　刷：北京盛通数码印刷有限公司
经　　销：新华书店
开　　本：710×1000　1/16　印张：13
字　　数：220 千字
版　　次：2020 年 5 月第 1 版　2025 年 2 月第 1 版第 2 次印刷
标准书号：ISBN 978-7-117-29918-3
定　　价：39.00 元

打击盗版举报电话：010-59787491　E-mail：WQ @ pmph.com
质量问题联系电话：010-59787234　E-mail：zhiliang @ pmph.com

前言

健康中国战略提出，以人民健康为中心，为人民群众提供全方位、全周期健康服务。护士在建设健康中国的事业中发挥着重要作用，整体护理、全人护理对护士的人文素养提出了更高要求。加强人文，促进医学与人文融通，历来也是高等医学院校重要的人才培养理念。本书正是基于此背景，致力于提升在校护理学生及临床和社区护士发现、分析、解决护理人文问题的能力，将护理人文知识、理论与技能渗入护理工作中，促进人文境界提升与人文素质养成。

本书选取护理学本科专业课程设置中人文课程涉及的人文学科内容，包括伦理、心理、修养、法律、管理、教育等，基于理论要点和架构，以问题为起点，分析具体案例并提出实务指导，突出"实践结合理论、理论指导实践"，以期强化人文实践能力培养。分列章节：伦理——护理之善；心理——护理之灵；修养——护理之美；法律——护理之序；管理——护理之道；教育——护理之真。为区别临床和社区护理工作的差异，凸显社区护理问题的重要性，单列社区一章，即社区——护理之惠，体现惠泽民生，最终将护理的仁爱奉献贯穿到普通民众中去。每个章节分为理论精要、案例解析与实务、学习与思考。理论精要主要涉及该学科的概念、必要性、在护理工作中的应用、理论要点或知识点；案例解析与实务包括案例概况、问题焦点、理论导读、点评分析、实务指导，其中，实务指导部分对护士遇到该类案例时如何正确处理做出指导；学习与思考部分编写2~3个案例，供学习者后续自学思考与分析。本书可作为高等医学院校护理学专业本科学生学习护理人文课程的辅助用书和课后读物，也可以作为临床和社区新护士的培训用书，对护士开展护理工作亦有助益。

本书是南京医科大学护理人文研究团队合力完成的。由王锦帆教授、许勤教授确立指导思想、设计写作思路、构思总体框架、提供重要资料，并在成书的各个环节提出写作和修改建议，协调写作风格，最后统审全稿。尽管本书在写作过程中力求贴近临床与社区实践、凸显理论、精准解析，但由于水平所限，难免有不尽如人意之处，敬请使用本书的师生、护理人员、专家同道批评指正。

本书的理论、案例与分析资料参阅了国内外诸多学者的研究成果，在此一并表示感谢。

许勤　嵇艳
2020 年 3 月

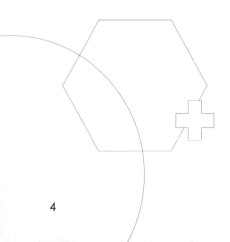

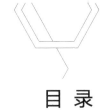

目 录

第一章 伦理——护理之善

第一节 理论精要   2
第二节 案例解析与实务   5
 案例一、植物人被放弃治疗   5
 案例二、护士小张的伦理抉择   10
 案例三、受试者孙女士的担忧   15
第三节 学习与思考   20
 案例一、病人被注射青霉素死亡，谁之过   20
 案例二、危重症病人可以终止治疗吗   21
 案例三、手术后，护士约束病人合理吗   22

第二章 心理——护理之灵

第一节 理论精要   24
第二节 案例解析与实务   26
 案例一、男护生小天的"厌学症"   26
 案例二、肿瘤科护士小杨的"心伤"   34
 案例三、老糖友张阿姨的"新敌人"   42
第三节 学习与思考   50
 案例一、强将手下一定无弱兵吗   50
 案例二、病人张先生的"不定时炸弹"   51

5

第三章 修养——护理之美

第一节 理论精要 54
第二节 案例解析与实务 57
 案例一、带着"火药味"的术前宣教 57
 案例二、因"夜班礼仪"而错失的年休 65
 案例三、护士小王的喜和护士小李的忧 70
第三节 学习与思考 76
 案例一、"马大哈"要不得 76
 案例二、万无一失与"一失万无" 77

第四章 法律——护理之序

第一节 理论精要 80
第二节 案例解析与实务 83
 案例一、出生37天患儿被输错药,谁之过 83
 案例二、贩卖上万条病人信息,两护士锒铛入狱 90
 案例三、纱布遗留体内,病人获赔25万 96
第三节 学习与思考 104
 案例一、严重院内感染事故致8名新生儿死亡 104
 案例二、护士长私售哌替啶给"瘾君子" 105
 案例三、"网约女护士"赚50赔5万 106

第五章 管理——护理之道

第一节　理论精要　108
第二节　案例解析与实务　110
　案例一、小张护士长的委屈　110
　案例二、他，该何去何从　117
　案例三、药物外渗导致的投诉　123
第三节　学习与思考　128
　案例一、护理部王主任的困惑　128
　案例二、得不到认可的护士长　129
　案例三、犯了错的杨主任　129

第六章 教育——护理之真

第一节　理论精要　132
第二节　案例解析与实务　134
　案例一、实习护士小真的苦恼　134
　案例二、新护士小琳的纠结与迷茫　140
　案例三、护士小美的疑惑　147
第三节　学习与思考　153
　案例一、"倒霉"的实习生小王　153
　案例二、委屈的小潘　154
　案例三、不完整的出院指导　155

第七章 社区——护理之惠

第一节　理论精要　　　　　　　　　　　　158
第二节　案例解析与实务　　　　　　　　　161
　案例一、孙女士最后的时光　　　　　　　161
　案例二、代熟人开安眠药，出事后却反目成仇　165
　案例三、愤怒的糖尿病病人张大爷　　　　173
　案例四、突如其来的处罚　　　　　　　　182
　案例五、大地震后的生命拯救　　　　　　191
第三节　学习与思考　　　　　　　　　　　196
　案例一、一同离开的孙奶奶　　　　　　　196
　案例二、幼儿园的一场风波　　　　　　　197

参考文献　　　　　　　　　　　　　　　　198

第一章

伦理——护理之善

第一节 理论精要

➕ 重要概念

（一）护理伦理

护理伦理（nursing ethics）是伦理学规范在护理实践中的具体应用，是调整护理活动中人与人、人与社会及人与自然之间关系的行为规范的总和。护理伦理由护理职业态度、护理职业理想、护理职业责任、护理职业技能、护理职业纪律、护理职业良心、护理职业荣誉和护理职业作风等要素构成。其研究内容包括：

1. 护理伦理基本理论 主要包括护理道德的发生发展规律，阐明护理道德的本质与社会作用，以及支撑护理伦理体系的基本理论，如人道主义、美德论、境遇论、功利论等。

2. 护理伦理原则、规范和范畴 主要包括护理人员在护理过程中应遵循的护理伦理原则，护理人员在处理与护理对象、其他医护人员及社会之间关系时应遵循的行为准则，护理活动中特殊的道德范畴所蕴含的内在意义，以及护理人员应确立的护理伦理观念。

3. 护理伦理修养、教育和评价 主要包括护理伦理修养的目标，护理伦理教育与评价在护理人员修养过程中的意义、标准及方法。

（二）护理伦理基本原则

护理伦理基本原则（basic principles of nursing ethics）是护理道德最一般的道德原则，是护理道德规范最根本的道德依据，贯穿于护理道德体系的始终，它反映某一护理学发展阶段及特定社会背景下护理道德的基本精神，是调解各种护理道德关系都必须遵守的基本准则。我国社会主义医德基本原则总的表述为：防病治病，救死扶伤，实行社会主义人道主义，全心全意为人民身心健康服务。具体来说，护理伦理基本原则包括：

1. 尊重原则 护理人员尊重护理对象的人格尊严、利益、自主、隐私等权益，有利于建立和谐护患关系，增强护理对象对护理人员的尊重和信任，有利于护理决策正确顺利实施。

2. 有利无伤原则　护理人员始终要把护理对象的健康利益置于首位，并将其作为选择护理行为的首要标准，做有利于护理对象健康利益的事，其动机和结果均应当避免对病人的伤害。

3. 公正原则　同样有护理需求的护理对象，应该得到同样的护理待遇，也就是说护理人员在护理服务中应以公平合理的态度对待每一位病人。

（三）护患关系

护患关系（nurse-patient relationship）是在护理病人过程中，护理人员与病人及病人家属之间所形成的一种专业型人际关系。护患关系是所有护理人际关系的核心与关键，因此，护患关系也成为护理伦理学中的核心问题。护患关系是一种多方位互动平等的人际关系，护患双方在护理活动中各自的行动和权益都受到法律的约束和保护，双方在法律的范围内各自行使各自的权利和义务。美国学者萨斯（Szase）和荷伦德（Hollender）提出的医患关系模式同样适用于护患关系，即主动-被动型模式、指导-合作型模式和共同参与型模式。在现实的护理过程中，建立什么样的护患关系，需要考虑多方面的因素。护理人员同特定的病人间的护患关系类型并非固定不变，会随着病人病情的变化而变化。

重要理论

（一）护理人道主义

护理人道主义（nursing humanism）是一种以人为本，充分尊重护理对象的价值和权利，并以护理对象的本性作为考察尺度的哲学观念和伦理理论，是指在护理活动过程中，特别是护患关系上，护理人员同情和关心护理对象，尊重护理对象的人格和尊严，维护护理对象利益和幸福。当前护理人道主义摆脱了传统宗教神学思想的影响，建立在人道理论、生命价值论的基础上。护理人员关怀护理对象是自身的职业伦理规范要求，并且成为一种护理法律规则，充分有效保障了护理对象和弱势人群的合法权益。护理人道主义也是国际护理学界普遍遵守的职业公德。

（二）功利主义

功利主义（utilitarianism）是以道德行为后果作为确定道德规范依据的

伦理学理论，是根据行为是否以相关者的最大利益为直接目的而确定道德规范的伦理思想。功利主义避免了道义论只强调动机而忽略效果的道德评价方式所带来的一些现实问题，为护理伦理学的发展提供了新的动力和积极影响。它使人们对自己的行为权衡利弊，有助于人们把握正确的行为方向，改善行为方式，有利于人们道德自律性的培养，有利于将有限的卫生资源按照符合社会整体利益的方向进行分配，避免浪费。功利主义的局限性在于割裂了道德行为中动机和结果的辩证统一，容易导致社会不公正的后果。

（三）生命质量论

生命质量论（quality of life doctrine）是现代医学和社会发展的必然产物，从理论上弥补了生命神圣的部分缺陷，成为现代护理伦理学的理论基础。生命质量是指包括体能和智能在内的自然质量状况，以人的生命自然质量的高低优劣为评判和评价标准衡量生命存在价值。生命质量论的形成意味着人类生命观更加成熟、理性和深刻，使人们意识到追求生命质量是人类理性的选择。生命质量论为制定人口、环境等政策提供了重要的理论依据，也为医疗护理决策提供了伦理依据，促使医护人员为追求更高质量的服务而不懈努力。生命质量论的局限性在于以人的生命的自然质量来衡量生命存在的价值，容易忽略人的生命的存在价值。

理论实务

现代护理正在从单一的躯体护理转向心理和躯体整体护理，以疾病为中心的功能护理转变为以病人为中心的整体护理。护理人员只有具备了急病人所急、想病人所想的"善"念，才能充分理解病人的需要。用亲切、善良、美好的言行给病人以温暖、安慰、信心和力量，使病人处于接受治疗和维护健康的最佳状态，而这一切都离不开高尚的护德修养。护理工作平凡而辛苦，繁忙而琐碎，技术性强，事关人的生命安危，这要求护理人员一方面应具备良好的伦理修养，热爱本职工作，富有同情心，对病人满腔热情，积极解除疾病给病人带来的痛苦；另一方面应刻苦学习，钻研业务，对技术精益求精，不断提高自身业务能力，注重理论与实践相结合。总之，护理人员只有具备了良好的伦理修养和无私的奉献精神，时刻保持一颗善良的心，才会时刻想到病人的康复和健康的维持，视保护病人生命为自己的神圣天职，才能尽最大努力去促进病人康复。

(任元鹏)

第二节 案例解析与实务

案例一、植物人被放弃治疗

案例概况

2008年，法国一家精神病院的护士樊尚·朗贝尔（Vincent Lambert）不幸遭遇车祸后陷入深度昏迷，此后一直住院治疗。朗贝尔高位截瘫，对外部刺激的意识极为有限，至今卧床11年间完全依赖人工喂饲维系生命。医生从医学角度判断，他的脑损伤已经绝无康复的可能。自2013年以来的6年间，是否停止治疗的问题已经造成朗贝尔家庭内部分裂。笃信天主教的父母和一对兄妹坚决反对放弃治疗，而他的妻子则认为不应再继续这种"无望的救治"。

法国兰斯医科教学和医疗中心主治医师桑切斯通过电子邮件通知朗贝尔家属，院方从2019年5月20日开始停止对朗贝尔的治疗，让他进入"持续的深度镇静"状态。这已是院方第四次停止对朗贝尔的人工进食，前三次均遭其父母阻止。桑切斯在邮件中表示，希望"所有人能够回避，团结在朗贝尔先生身后予以支持，让他度过这段最平和、最私密的独处时光"。通常情况下，朗贝尔将在喂食管拔除后数日至一周内死亡。

母亲薇薇安·朗贝尔在获悉邮件后反复指责院方为"怪物"和"纳粹"，还希望有人能够拍摄视频，让她在儿子"尚未熟睡之际再看他一眼"。父亲皮埃尔·朗贝尔在医院门前组织了一场抗议集会，控诉院方的行为是"变相的安乐死"。他们希望法国按照联合国残疾人权利委员会"诉讼保全"措施的要求，在该委员会进一步深入研究案卷之前暂缓执行停止治疗的决定。朗贝尔父母的律师已经据此再次求助法国行政法院、欧洲人权法院，法国行政法院批准医院的"拔管"决定，欧洲人权法院也驳回了朗贝尔父母的上诉请求。

问题焦点

1. 谁有权决定植物人放弃治疗？
2. 护理人员应当如何关爱病人家属？

理论导读

人类追求永生的美好愿望和死亡的不可避免是一对矛盾。当死亡来临时，与世界和亲人永别会带来诸多负面情绪，临终者家属也会面临极大压力，帮助临终病人舒适、安详、有尊严地走向生命的终点，并安抚其家属，是护理人员重要的工作内容。

死亡，是生命的终点。如何判定死亡以及如何理解死亡，不仅是医学问题，更是长久以来困扰人类的哲学问题。人类对自身的认识从生物学开始，因此，对于死亡标准的界定也是从生物学属性开始。随着现代医学技术的进步和人们对自身社会属性的深入理解，人们对死亡标准有了更深的思考。传统的呼吸、心跳停止作为判定死亡的标准已有上千年，早已深入人心，即使医学的发展让死亡标准接受到来自生物学和社会学的双重挑战，依然有很大部分人们坚持传统死亡标准。是否应当让所有人接受新的死亡标准，以及让所有人接受新的死亡标准的目的是什么，是需要在确立新的死亡标准之前被阐释清楚的。当前，脑死亡标准给传统死亡标准带来很大的挑战。"脑死亡"概念源于法国。1959年，法国学者莫拉利特（Mollaret）和戈隆（Goulon）首次提出了"深度昏迷"的概念，凡是被诊断为"深度昏迷"的病人，苏醒可能性几乎为零。当前采纳脑死亡标准的主要是以美国为代表的"全脑死亡"和以英国为代表的"脑干死亡"。我国目前医学上采纳了"全脑死亡"的概念，但是法律上并没有确认。我国法律上依然认定呼吸、心跳停止是死亡的标准。支持脑死亡者认为脑死亡标准有利于判定死亡，有利于维护个体尊严，有利于节约医疗资源，有利于开展器官移植等。持反对意见者认为，死亡已经不单纯是生物学上的死亡，认为有利于节约卫生资源和有利于开展器官移植带有强烈的功利主义色彩，并没有真正意义上维护人的尊严。

安乐死，是对于现代医学无法挽救的逼近死亡的病人，医生在病人本人真诚委托的前提下，为减少病人难以忍受的剧烈痛苦，可以采取措施提前结束病人的生命。安乐死涉及伦理、法律、医学、社会等诸多问题，一直存在争议。按照安乐死的执行方式分类，可以分为主动安乐死和被动安乐死。主动安乐死又称积极安乐死，是指在濒死绝症病人或者其家属的诚挚要求下，医护人员通过主动作为，使其安详死去，完成死亡过程。被动安乐死又称为消极安乐死，是指在濒死绝症病人或其家属的诚挚要求下，医护人员通过消极作为，如撤除呼吸机等不治疗的方式终止维持病人生命的措施，任由病人自行死亡。全盘接受安乐死合法化十分困难，而被动安乐死的接受度相对较高。因此，被动安乐死逐步发展变化为"尊严死"，即由于对死亡尊严的追求而撤除维持病人生命的措施。但是，学者对于尊严死适用对象的界定仍然存在重大分歧。

点评分析

本案例问题一涉及生命健康自我决定权以及代理权，需要通过伦理与法律的理论和知识分析，问题二涉及护理人文关怀，需要运用社会学和伦理学等理论和知识进行分析。

（一）伦理学分析

谁有权决定植物人放弃治疗？

要回答此问题，需要掌握什么是放弃治疗，以及如何妥善平衡病人（家属）决定权与医护人员决定权之间的冲突。

护士樊尚·朗贝尔已经深度昏迷，已经无法自己决定是否放弃治疗。那么谁有权能够决定呢？众所周知，随着医护技术水平不断提高，随之而来的是可治愈的疾病与不可治愈的疾病数量均在增长。因此，放弃治疗现象时有发生。放弃治疗虽然在医疗实践中实行已久，但是学界尚未对放弃治疗做出明确界定。目前关于放弃治疗的概念具有代表性的有以下两种：①《医学伦理学辞典》中提到，对已经确诊的病情不进行救治或终止治疗，包括病人的自主行为选择，即病人确诊后由于任何原因均未按常规进行或坚持救治，以及医护人员的自主行为选择，即病人确诊后医护人员对不可治愈且生命质量极低的病人不给予人为延长生命治疗。②医护人员根据自己的专业知识判断,加之病人及家属的意愿,对生命处于终末期且无延长价值的病人不进行维持或延长生命的治疗而任其自然死亡。因此,放弃治疗是医护人员对身患重大疾病且不可治愈的病人不进行任何维持或延长生命的治疗措施,这里的治疗既包括不进行针对病因的根治性治疗,也包括不给予维持生命的营养或者供给,而使病人在舒适、平静、有尊严的氛围中离世。

病人决定权与医护人员决定权会发生冲突。病人去医院就医,医院指派医护人员对相应的病人进行诊治护理,就已经产生一种契约关系,医护人员在病人的医疗决策中起着关键作用。有些学者支持医护人员具有决定权,因为医护人员与病人和家属相比,尽管病人具有决定权,但是医生具有更专业的医学知识和技能。也有学者不赞同医护人员具有决策权,因为这样做可能会导致医护家长主义的盛行;并且,医学本身有局限性,现代医学手段只能使部分疾病治愈,面对一些重大疾病,医护人员就会无能为力,但是为了避免引起病人或家属不满,也会对无治愈可能的病人继续治疗。

有意识的病人在意识丧失前明示在特定时刻到来时放弃治疗在伦理上和法律上都是可行的,这是尊重了病人选择死亡方式的权利。我国台湾地区出台的《病人自主权利法》有关规定确立了病人的知情同意权,规定病人对病情、医疗选项以及各选项之可能风险与预后成效有知情权利,也对医护提供的医疗选项之选择有决定权利。对于在意识丧失前没有明示的,是否可以推定其同意,伦理已经让位于政治和法律,正如法国有立法表示生前没有明确反对器官移植的人,死后器官可以推定同意捐献一样。

当然,病人(家属)决定权的前提是医护人员对病人或家属坚持适度告知原则。所谓对病人或者家属适度告知是指医护人员对病人信息的告知遵循着一个合理的限度,从而对病人来说达到最优。因为获得一项权利并不意味着可以无限制的扩大,病人具有知情同意权,并不意味着在任何情况下病人都要知晓所有病情治疗与预后风险信息。虽然保护性医疗与病人(家属)知情权在某些境遇下会发生冲突,但是两者有伦理上的一致性,都是为了维护病人利益,达到对病人有利、尊重、不伤害。

另外,医护人员可以对病人和家属开展推行预先医疗指示工作。预先医疗指示是指在医疗实践中,有时做决定的并不是病人本人,为了保护其最佳利益,有学者提出可以由病人提前签署一份声明或志愿书,说明在将来的某一时刻,以决定是否采取治疗措施的一种制度。推进预先医疗指示,应明确其实施条件。首先,应在医生开具病情诊断证明并且确认病人的病情达到不可治愈阶段。其次，要确认病人在经历不可承受的生理和心理之痛。再次，病人签署文书的时候要有正常的行为能力或者自主意识。最后，要符合立嘱人的真实意愿。关于放弃治疗在法律层面上的界定不仅应包括病人权利生效的界定，也应包括代理人权利生效的界定。当病人失去自主意识时，明确代理人是否有权力决定是否放弃治疗，何时能够放弃治疗，明确病人及代理人的权利及义务，有利于维护病人的正当利益。

（二）社会学分析

护理人员应当如何关爱病人家属？

要回答此问题，需要理解关爱病人家属同样很重要，熟悉病人家属的双重家庭角色。

作为病人家属既痛苦又辛苦，不仅夜以继日地照顾临终者，而且自身还要承受巨大的精神压力，樊尚·朗贝尔的家属亦是如此。如果处理不当，会严重影响家属自身的死亡观。护理人员首先要做到共情，也就是护理人员对家属表达极大的同情和关心，给予精神上的支持和鼓励。其次要提供专业指导。家属在照顾病人时，往往因为缺乏专业的知识技能而显得手足无措，护理人员要鼓励家属参与到照顾病人的工作中来，减轻其紧张情绪，教会家属照顾病人的专业知识和方法，使之有能力有信心参与到护理工作中来。再次，帮助家属解决实际问题和困难，如提供陪护的方便，直至做好病人善后及安抚工作。因此，护理人员对家属进行循序渐进的死亡教育，安慰、劝导并与其相互配合，这是护理人员的重要职责之一。

从表面上看，家属也像病人一样在病人临终阶段面临否认、拒绝、讨价还价、承认和接受等生活意义重构的阶段，但是实际上，如果把家属放回到日常生活场景中就会发现，他们与病人不同，在病人整个临终阶段承担着双重家庭角色，即病人的照顾者和其他家庭生活成员的照顾者。这种双重角色给他们带来了生活中的双重责任，一方面需要照顾病人，尽自己的照顾责任；另一方面又需要安排好家庭的其他生活，承担起家庭未来生活的责任。护理人员需要注重家属与病人的亲情关系，促使家属能够承担起病人的照顾责任，但是到了照顾陪伴阶段，护理人员则需要强调家属的责任，避免他们的亲情在病人的病痛和绝望压力下受到伤害。在照顾陪伴和维持平衡阶段，护理人员需要做好两者责任的转换，使家属能够在病人的病痛和绝望中看到新的生命希望。在离世告别阶段，护理人员除了舒缓家属与病人的亲情减少自责之外，还需要培育家属与其他家庭成员的亲情关系。在整个临终阶段，护理人员需要把家属的生命意义重构分为意义的解构和建构两个部分，前者关乎家属与病人之间的照顾责任的变化，后者关乎家属与其他家庭成员之间的照顾责任的调整。

实务指导

在调整有关生命事务时，伦理、法律甚至政治、宗教的参与时常糅杂在一起紧密联系不可分割，尤其是面对生死之事，皆因生死乃是人生之大事，远非生物学或人类学等能够单独予以解决。正是因为法律是最后的调整手段，相关法律的通过才是如此谨慎，伦理或宗教之争才会永不停歇。医护人员在面临这样的问题时，不能依主观判断或单纯某一观点通过自己的意志强加于病人、临终者或他们家属身上。除了技术上的指导和帮助，护理人员依然要遵循有利无伤原则，要尊重病人及其家属的决定，要公平公正地对待每一个护理对象。

在实践中，对于在病人意识丧失前没有明示的，可以由家属代为知情同意，如果家属意见一致，则不存在伦理或法律争议。但是如果家属意见不一致，该如何解决矛盾呢？我国法律规定，医护人员在诊疗活动中应当向病人说明病情和医疗措施。需要实施手术、特殊检查、特殊治疗的，医护人员应当及时向病人说明医疗风险、替代医疗方案等情况，并取得其书面同意；不宜向病人说明的，应当向病人的近亲属说明，并取得其书面同意。民事法律上的近亲属顺序包括配偶、父母、子女、兄弟姐妹、祖父母、外祖父母、孙子女、外孙子女。因此，如果这样的事件发生在我国，病人生前没有预先嘱咐，且近亲属之间不能达成一致意见，会依照法律规定的近亲属顺序做出医疗决定。

（任元鹏）

案例二、护士小张的伦理抉择

案例概况

某医院内科病房，护士小张误将甲床病人的青霉素注射给乙床病人，而将乙床病人的庆大霉素注射给了甲床病人。当她发现后，心里十分矛盾和紧张，到底是否应当将此事向领导和病人说明呢？小张起初选择保密，同时对乙床病人进行了严密观察，庆幸的是没有发现青霉素过敏反应。小张原想把此事继续隐瞒下去，但是经过反复思虑，她还是报告给了护士长，并作了自我检查。

问题焦点

1. 请对护士小张的行为进行伦理分析。
2. 护士小张应否将真相告诉病人。

理论导读

护理伦理原则和规范是实践护理道德的表现和依据，是进行护理伦理评价的直接尺度，是实施护理管理的主要依据，是进行护理伦理修养的主要内容，甚至已经成为法律上判定是非的标准。自觉遵守护理伦理原则和规范可以使护理人员不断提高护理伦理修养，护理伦理修养的提升要求坚持不懈将护理伦理原则和规范运用到护理实践中去。

有利无伤原则（principle of beneficence and nonmaleficence）：是护理伦理基本原则之一，其中无伤是指护理人员在为护理对象提供护理服务时，其动机和结果都应当避免对护理对象造成伤害，这是对护理人员的基本伦理道德要求。医护技术如同双刃剑，在给护理对象带来帮助的同时，也会对其造成客观上的伤害。不伤害的意义在于强调培养护理人员高度的责任心和严谨的职业意识与职业作风，正确对待医疗伤害，努力使病人免受不应有的身体伤害、精神伤害与经济伤害。

知情同意原则（principle of informed consent）：也是护理伦理基本原则之一，知情同意原则的一个重要内容就是医疗告知。医疗告知也是护理对象知情同意权实现的前提。医疗告知是指护理人员为护理对象提供合乎理性决定所需要的有关信息，如病情、预后、治疗护理方案及其可预知的后果等。准确信息的告知有赖于护理人员丰富的专业知识、语言表达能力、临床护理经验及高尚的伦理道德修养。护理人员在履行告知时，应做好计划，确定方式和场合，对特殊护理对象留有余地，绝不欺瞒护理对象，在告知时及时给予护理对象心理支持，要让病人有发泄情绪的机会。有效的知情同意需要护理人员向病人提供足够的信息，并要求护理对象对信息有正确的理解，护理人员用护理对象可以理解的方式和语言为其提供足量正确的信息，并且护理对象具有自由同意的意志，不受其他人不正当的影响或强迫。

护理伦理评价（nursing ethics evaluation）：在护理实践中，人们总是依据一定的护理伦理原则规范，对护理人员的言行具有的伦理道德价值做出评判，称之为护理伦理评价，这是护理实践的重要形式，也是护理伦理的重要内容，对促进护理伦理原则规范转化为护理人员的实际行动、提高医护服务水平具有重要的意义。

点评分析

本案例问题一涉及护理伦理学基本原则以及护理伦理修养与实践，需要运用伦理学理论和知识进行分析，问题二涉及医护人员的说明告知义务，需要通过伦理与法律的理论和知识分析。

（一）伦理学分析

请对护士小张的行为进行伦理分析。

要回答此问题，需要熟悉护士的执业规则与伦理学基本原则，以及知晓护理伦理的评价方式。

护士要具备扎实过硬的专业知识与技能，具有认真负责的态度，避免或减少由于技术不精或者粗心大意给病人造成的可控伤害而得不到控制情况的出现，保证病人健康和生命安全。护士小张没有遵守"三查七对"制度，存在护理过失。虽然她发现后能够严密观察，但是万一出现过敏反应也会影响对病人的抢救，因此，小张违背了尊重病人生命以及有利无伤的护理伦理原则。不伤害原则对护理人员的要求主要表现在：①避免责任伤害。要求护理人员重视病人的利益，培养为病人利益着想的动机与意向，决不能为了个人利益而滥用诊疗护理手段，坚决杜绝责任伤害。②伤害最小。要求护理人员在护理决策时要评估并选择利大于弊的护理措施以及努力控制可能的伤害程度。对有危险或者可能造成伤害的护理措施要进行评估，进行危险与利益或伤害与利益的分析，审慎考虑，选择利大于弊的护理措施。

另外，在该案件中，我们发现护士小张"心理矛盾和紧张"，这是由于

"良心"在起作用。护理伦理的评价方式包括三种：①社会舆论，是指一定的社会群体依据一定的道德观念对某种社会现象、事件和行为所发表的议论、看法和态度。②传统习俗，是人们以一定的社会历史条件为背景，在社会生活中长期形成的对某一问题的传统认识，人们习以为常的情感倾向、行为倾向、行为规范和道德风尚。③内心信念，也称为"良心"，这是一个人对自己行为进行善恶评价的内在道德信念，是护士发自内心地对自身道德义务的认同和责任感，是将外在伦理道德规范转化为内在高度自觉的道德意识和道德品质，是护理道德行为最直接的内在动力，具有稳定性和深刻性的特点。

良心在护理人员的行为选择和自我医德评价中起着极其重要的作用。一个护士的行为如果违背了护理伦理道德原则和规范，经过内心自省，会受到良心的责备，感到内疚或耻辱，从而吸取教训，避免重犯。护士小张由于良心的发现，经过思想斗争，最终报告给护士长并做了自我检查，这是一个很好的向善的转变。因此，提升护理伦理和道德素质应当是一种自觉的活动，是将伦理原则规范转化为个人的道德意识和行为的活动。护理伦理修养能否取得成效，除了受到客观因素制约外，关键在于护理人员的自觉性，要自我磨炼、自我完善、自我提高，自觉性是护理人员行为的原动力，要敢于剖析自己，敢于自我批评，坚持慎独。

（二）法学分析

护士小张应否将真相告诉病人。

要回答此问题，需要认识到医护人员履行告知义务是病人实现知情同意权的前提，我国法律对此已经有了明确的规定。

对于小张是否应将真相告诉病人，可能出现三种选择：①不告诉病人真相，也不补上应注射的药物，这样的结果必将对病人的治疗产生一定程度的影响，属于错上加错。②不告诉病人真相，补上应注射的药物，这样的结果容易让病人产生疑问，护士就会用假话去弥补，有违诚实信用。这两种选择共同的错误在于侵犯了病人的知情权，违反了知情同意原则。③就是将情况告知给病人，并补上应注射的药物，虽然这样做的风险可能是产生一定程度的护患纠纷，但是只要诚心自我批评，并且及时阻止危害结果的发生，即使病人暂时不能理解，但是护士本身可以免于承担相关法律责任。

在实践中，由于伦理精神的缺失，告知义务反而阻碍了病人权利的实现,导致医(护)患关系愈发紧张。主要表现为:①告知对象泛化。知情同意权的核心是保障病人的自主决定权,病人理应知晓与医疗行为相关的必要信息,这是病人行使决定权的前提。然而在实践中,受我国传统儒家文化的影响,医护人员未能形成对病人权利的认知,倾向于向病人近亲属进行信息告知,即使病人有知晓信息的意愿,医护人员和病人近亲属亦基于治疗效果、稳定病人精神状态的考虑,未将相关信息告知病人。②告知义务履行形式化。告知义务的履行是医(护)患沟通过程中,双方多次互动交流以实现将告知信息准确、完整传达给病人。而现实中不少医护人员以简单告知代替详细沟通,由于医学信息的专业性,简单告知通常无法让病人真正理解相关医疗信息,医护人员对病人是否理解未进行确认,使得告知义务的履行流于形式,知情权难以得到保障。③告知内容不清晰。医护人员应当向病人说明医疗风险、替代医疗方案等情况,"医疗风险、替代医疗方案等情况"是概括性概念,难以为义务履行提供明确的指引。实践中,医护人员履行告知多依据医院拟定的知情同意书所载信息,且告知信息范围不明确、不统一,甚至出现医护人员实际告知的信息与知情同意书所载信息不一致的情形。

我国《中华人民共和国侵权责任法》中规定,病人在诊疗活动中受到损害,医疗机构及其医护人员有过错的,由医疗机构承担赔偿责任。医护人员在诊疗活动中应当向病人说明病情和医疗措施。《医疗事故处理条例》中规定,医疗事故是指医疗机构及其医护人员在医疗活动中,违反医疗卫生管理法律、行政法规、部门规章和诊疗护理规范、常规,过失造成病人人身损害的事故。因此,如果医护人员有过错,病人有损害,且过错和损害之间存在因果关系,则构成医疗损害或医疗事故,就应当承担相应的法律责任。承担侵权责任不仅包括对病人身体的损害,还包括对病人知情同意权等人格权的损害。如果该案例中发生了过敏反应等危害后果对病人造成伤害,护士小张就要承担法律责任。

实务指导

护理伦理原则和规范是护理伦理中的研究重点和核心内容,是所有护理行为都应当遵守的准则,在护理伦理中占有重要的地位。因此,护理人员在从业过程中,除了学习和精进必要的专业技术知识之外,也要学习护理伦理原则规范以及相关的法律规范,不断提升自己的伦理修养,更好地为护理对象服务。

同时，护理人员在护理实践中还应当坚持自我反省和慎独。自我反省是护理人员以当前护理道德规范体系为标准，实事求是地回顾自己的所作所为，进行自我批评、自我批判以及自我改造。自我反省需要形成和完善护理伦理的择善机制，这是进行自我反省的依托和动力，没有一个健全的择善机制，就不会对自己严格要求，也不会主动发现并解决问题。坚持慎独就是要坚持在个人独处无人监督时，仍然坚持伦理道德的信念，自觉遵守伦理道德原则和规范。护理人员在大多数情况之下是独立工作的，且许多护理措施常常在无人监督的情况下实施，因此，坚持慎独对于护理人员尤为重要。

（任元鹏 许 勤）

案例三、受试者孙女士的担忧

案例概况

2018 年，40 岁的女性病人孙女士，因患溃疡性结肠炎入院治疗。住院后，医生告之有一种治疗溃疡性结肠炎的新药，需要一部分病人做临床疗效试验。护士还告诉病人自愿参加，但希望溃疡性结肠炎病人都参加。孙女士原来不想参加这项试验，但抱着试一试的态度便参加了。用药一个星期之后，她自觉效果不好，便中途退出了试验。孙女士担心主管医生和护士对她的做法会很不满意，便非常苦恼，担心医生护士今后不会认真给她治疗了。

问题焦点

1. 若医护人员对孙女士中途退出试验表现出不满意，这是否符合伦理要求？
2. 护理科研中应遵循哪些伦理准则？
3. 在临床研究护士的工作职责中，与法律要求相关的要素有哪些？

理论导读

护理科研（nursing scientific research）是运用临床观察、试验研究、调查分析等科学方法探索、回答和解决护理领域的问题，直接或间接指导护理实践，为人类生命健康服务的过程。护理科研对于护理学的长足发展具有重要的作用。护理科研水平的高低直接关系着人类的健康和社会的发展，而护理科研伦理是护理科研得以顺利进行的重要保证，是护理科研质量的前提和保障，是引领护理研究前行的航向灯，是开展护理研究的人际耦合剂，是培养护理科研人才的必要要求，是评价护理研究成果的标准尺度。

人体试验是护理科研中的重要研究方法，是以人体作为受试对象，用人为的试验手段，有控制地对受试者进行研究和考察的行为过程。人体试验是在基础理论研究和动物试验的基础上，常规应用临床前不可缺少的中间环节，是现代医学护理领域研究的中心支柱。因此，正确认识人体试验的道德问题，确立伦理准则用于指导人体试验，对于维护人类自身利益，促使医学科学发展具有非常重要的意义。

在人体试验中，药物临床试验是药物开发研制过程中不可缺少的重要阶段。临床试验不同于医疗服务，研究者通过严格的临床试验，进行药物的系统性研究，以证实或揭示试验药物的作用、不良反应及/或试验药物的吸收、分布、代谢和排泄，掌握相关的研究数据，客观、准确地评价药物的疗效和安全性，目的是确定试验药物的疗效与安全性。护理人员参加临床试验的同时又承担病区医疗服务，想要扮演双重角色按要求完成临床试验工作是相当困难的，为了保证药物临床试验过程规范，结果科学可靠，必须建立完善的专业研究团队，在专业研究团队中临床研究护士起着不可缺少的中心与协调作用，临床研究护士的参与是临床试验成败的关键。

点评分析

本案例第一个和第二个问题涉及人体试验的伦理原则、准则等内容，需要通过伦理学理论和知识分析。第三个问题关乎临床研究护士的工作职责，需要运用法学知识分析。

（一）伦理学分析

若医护人员对孙女士中途退出试验表现出不满意，这是否符合伦理要求？

要回答此问题，需要熟悉人体试验应遵循的伦理原则。

人体试验的医学价值显而易见，然而以人为试验对象，必然会侵犯到受试者权益，其利弊凸显出人体试验的伦理矛盾。这些伦理矛盾主要体现在：科学利益与受试者之间的矛盾；自愿与强迫的矛盾；主动与被动的矛盾；受试者权利和义务的矛盾等。包括我国在内的世界大多数国家在面临这样的伦理矛盾时，做出了基本一致的决策，即确定了人体试验应遵循的伦理原则。

（1）**医学目的原则**：人体试验应当有明确的医学目的，伦理道德支持以提高诊疗水平和护理质量、推动医护事业的发展，促使人类健康为目的的人体试验。如果以名利或作秀为研究目的，则不符合白衣天使救死扶伤的职责。符合医学目的的人体试验应当具备的条件有：用人体获得的知识很重要，而且是不能用其他方法或技术来得到；研究者必须具有进行人体试验的资格；已经完成动物或尸体研究；人体试验有得无失，或者得大于失，或得失相当。

（2）**维护受试者利益的原则**：这是人体试验的前提，要求研究者始终要把受试者的利益放在首位考虑，既维护受试者的生命健康，也维护其人格尊严、自主权利，分享试验带来的经济利益以及获得损害赔偿的权利，尤其对一些特殊脆弱群体，如儿童、老年人、有精神疾患的人、无政治权利的人等，更应当高度重视。

（3）**知情同意原则**：知情意味着受试者充分知悉人体试验研究的目的、方法、预期益处、可能出现的不适或潜在危险等。同意是指受试者在充分知悉的基础上不受任何欺骗、胁迫、劝诱、恐吓或者任何强迫手段的驱使，自主理性地表达同意或拒绝参加的权利。

（4）**试验科学性原则**：这是科学研究严谨的体现，为保证试验结论的客观性，增强试验的可信度，必须严格遵守试验的科学性原则，即随机分组、设立对照、重复验证这三个基本原则。任何篡改数据、编造材料的行为都是不符合科学道德的。

在临床进行新药治疗观察试验是允许的，但要坚持病人自愿参加的原则。如果主管医护人员因孙女士中途退出试验而改变了对她的态度，就是不应该的。其一，医护人员违背了《赫尔辛基宣言》第一部分"基本原则"中第9条规定，即"受试验者有权决定是否参加某项科研试验，也有权在任何时候退出试验。"其二，医护人员违背了《赫尔辛基宣言》第二部分"医学科学研究工作结合专业性的管理"中的第4条规定，即"病人对某项科学研究工作拒绝参加时，绝对不能使医生和病人之间的关系受到影响或妨碍"，从而引起了病人的担心，继而也会影响病人的康复进程。

事实上，仅从伦理学角度阐述该问题是不够的。为了更好地保护受试者的生命健康，维护其人格尊严，尊重和保护受试者的合法权益，将伦理规范上升为法律规范，是对受试者权利进行保护的有效手段。没有法律强制力的保障，伦理有可能成为一纸空文。1964年，第18届世界医学协会联合大会上正式通过的《赫尔辛基宣言》成为继《纽伦堡法典》后国际医护学界进行人体科学研究的最重要最权威的伦理法文件和行动指南。1982年世界卫生组织和国际医学科学组织委员会联合发表了《人体生物医学研究国际伦理指南》，为《赫尔辛基宣言》提供了详尽的解释，并进一步强调了对受试者知情同意的重视。我国2003年颁布了《药物临床试验质量管理规范》，2007年实施了《涉及人的生物医学研究伦理审查办法（试行）》，该办法规定了伦理审查的有关内容。以上一系列国际国内相关法律法规的出台，使得人体试验更加规范有序，使得受试者权益保障有了法律依据和保障。

护理科研中应遵循哪些伦理准则？

要回答此问题，需要了解什么是护理科研伦理。

护理科研伦理是科研质量的前提和保障，是保证科研成果的科学性、严谨性和实用性的基础，能避免不必要的利益纠纷和法律纠纷，护理研究者应遵循如下伦理准则：

（1）**动机纯正，目的明确**：护理科研的目的在于提高护理质量、促进人类健康。科研动机是否纯正，能否把解决人类疾病和健康问题放在第一位，是鉴别护理科研是否道德的试金石。

（2）**严谨求实，尊重科学**：护理科研工作者必须以严肃的科学态度，严谨的科学作风，严格的科学要求，严密的科学方法，追求和探索科学的本来面目，反映客观事物的本质与内涵。

（3）**团结协作，尊重同道**：科研领域充满竞争，但更需要合作。护理科研人员之间的团队协作、互相尊重，不仅有利于个人优势的发挥，而且有利于个人不足和缺陷的弥补。

（4）**善待成果，善用成果**：护理科研成果汇聚了个人和集体的智慧与汗水，提倡研究者在取得成果后正确对待科研成果所带来的利益和荣誉，要求参与者要相互尊重。在护理科研中，抄袭、剽窃他人成果等行为是缺乏科研道德甚至是违法的。

（二）法学分析

在临床研究护士的工作职责中，与法律要求相关的要素有哪些？

要回答此问题，需要了解什么是临床研究护士，其主要工作职责包括哪些。

临床研究护士是研究者授权并接受相关培训后，在临床试验中协助研究者进行非医学性判断的事务性工作人员。工作范围涉及临床试验的各个方面，但不能直接对病人进行诊断与治疗，职责包括药品管理、采集标本、与受试者沟通，并与研究者、申办者保持联系，协调各个环节等。在临床研究护士的工作职责中，与法律要求相关的要素主要包括：

（1）**维护受试者权益，保证临床试验的安全性**：在药物临床试验的过程中，受试者的权益、安全和健康必须高于对科学和社会利益的考虑。研究护士的宣传、教育、协调、医疗服务等不仅保证试验的质量，更重要的是保护了受试者的权益。

（2）**确保临床试验过程规范、结果科学可靠**：试验前熟悉临床试验方案及临床试验全过程，并对试验进行可行性评估。试验中严格执行方案，防止或减少了对方案的偏离，对受试者的安全性、疗效观察、数据准确和收集资料方面起着重要作用。提高受试者的依从性，不仅保证了试验的质量，还可以节约时间、经费，缩短试验规模。保持各种抢救药品及医疗设备处于备用状态，保证受试者的安全及临床试验的顺利进行。严格执行药品管理制度，确保试验药品仅用于临床试验。通过对不良事件的发现、追踪、报告使得药物安全性评价趋于正确、合理。在临床试验受试者、申办者与研究者的三角关系中起着"协调"作用。

（3）**保证数据的完整真实、质量可靠**：严格遵守标准操作规程，正确及时采集、管理、运送试验标本，为试验结果的分析、评价提供准确、客观的依据。密切观察受试者的反应，协助研究医生做好相关记录，为准确评价疗效与安全性提供有价值的数据。认真对待监察与稽查人员，发现问题及时沟通、协调、解决，使得监察与稽查得以顺利进行，保证数据的完整、准确、真实、可靠。

实务指导

"仅凭知识和技术并不能给人类的生活带来幸福和尊严，人类完全有理由把高尚的道德标准和价值观的倡导者和力行者置于客观真理的发现者之上（爱因斯坦）"。护理科研伦理的意义在于为护理科学研究提供伦理支持，为护理科学的发展把握方向。

在实务中，药物临床试验研究护士作为研究团队的组成部分，承担着重要的工作职责，要求其不仅具有扎实的理论基础，丰富的临床经验，同时还必须具备协调、沟通能力，计划、组织和管理能力，教育能力，评判性思维，慎独的精神，才能保证临床试验工作保质保量地顺利进行，目前国内的新药研发呈现蓬勃发展的态势，药物临床试验机构面临前所未有的发展机遇和挑战。我国研究护士仍处于起步阶段，专职研究护士更是少之又少，不能满足临床试验的需求，急需建设一支专职化的研究团队，使临床试验水平达到国际规范要求，所得到的数据与数据管理实现与发达国家双边或多边互认。

另外，人体试验伦理审查是保证科学研究和试验符合伦理要求的组织程序，是保证研究和试验伦理性质的基本环节。伦理委员会对试验的设计、实施及其结果进行伦理审核、评判、批准、指导和监控，从而保证研究对象的人权、安全和健康。伦理审查委员会的成员在研究领域或者研究方法方面具有广泛的专业背景，通常由医学专家、生命伦理学专家、法律专家、社会学专家等组成，一般不少于五人。

（任元鹏）

第三节　学习与思考

案例一、病人被注射青霉素死亡，谁之过

案例概况

28岁女性病人小张，因感冒到某三甲医院就诊。青霉素皮试结束后，护士小刘认为皮肤红肿不能注射，于是小刘又找来两位护士，她们判断结果为

"阴性"，随后小刘给张某输液。输液 10 分钟左右，小张告诉小刘说她头痛、发冷。小刘随即向医生汇报，医生询问症状后开了安痛定肌内注射。在输液结束后回家的路上，小张感觉身体极为不适，返回该院急诊找护士长。护士长判断为青霉素过敏，让小张先去交两小时吸氧费。小张的丈夫见缴费队伍长一时无法缴费，要求先吸氧后补缴费，护士长犹豫后同意，但遗憾的是最终小张因抢救无效死亡。

问题焦点

1. 你认为该案例中护士应该承担责任吗？
2. 请对案例中护士的言行进行伦理分析。
3. 从这个案例，你有哪些启示？

案例二、危重症病人可以终止治疗吗

案例概况

76 岁男性病人老李，离休干部。因与家人争吵过度激愤而突然昏迷，被迅速送至某医院急诊。经主诊医生检查仅有不规则的微弱心跳，瞳孔对光反射、角膜反射均已迟钝或消失，血压 210/150mmHg，大小便失禁，面色潮红，口角歪斜，诊断为脑出血、脑卒中昏迷。经三天两夜抢救，病人仍昏迷不醒，且自主呼吸困难，各种反射几乎消失。

面对病人，是否继续抢救？医护人员和家属有不同的看法和意见。护士小黄说："只要病人有一口气就要尽职尽责，履行人道主义的义务，"护士小章说："病情这么重，又是高龄，抢救仅是对家属的安慰。"护士小王说："即使抢救过来，生活也不能自理，对家属和社会都是一个沉重的负担。"但是，病人女儿说："老人苦了大半辈子，好不容易才有几年的好日子，若能抢救成功再过上几年好日子，做儿女的也是个安慰。"表示不惜一切代价地抢救，尽到孝心。病人儿子说："有希望抢救过来固然很好，如果确实没有希望，也不必不惜一切代价地抢救。"

问题焦点

1. 如果你是该病人的责任护士,你会怎样看待这个问题?
2. 危重病人终止治疗的判断标准是什么?存在哪些伦理问题?

案例三、手术后,护士约束病人合理吗

案例概况

66岁男性病人老王,因"肺癌"行肺癌根治术,术后收入ICU。术后第1天,老王身上留置了气管插管、胃管、胸腔引流管、导尿管、静脉输液管等多种管道。老王神志清醒,但较为烦躁,并多次试图拔除身上的管道。从治疗护理的需要及老王的安全角度出发,护士小刘用宽绷带对老王腕部及膝部进行约束,老王对约束很不适应。老王的两个女儿见老王被如此约束也极为不满、大吵大闹,叫嚷着护士剥夺了老王的人身自由,认为是护士虐待她们的父亲,是犯法的,并表示要投诉。

问题焦点

1. 在本案例中,护士小刘面临什么伦理问题?
2. 护士小刘的行为违反了伦理道德吗?
3. 应怎样避免类似的护患纠纷?

(任元鹏)

第二章 心理——护理之灵

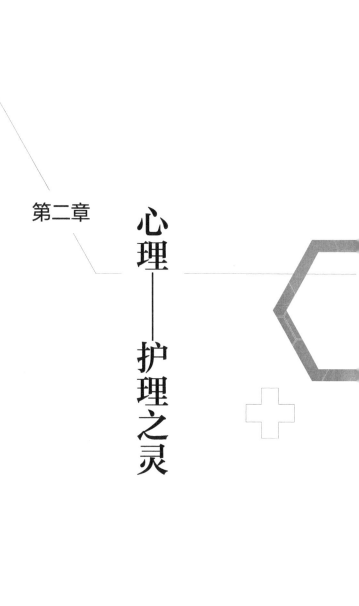

第一节　理论精要

➕ 重要概念

（一）心理教育

心理教育（psychological education）是指运用心理学理论和方法，对受教育对象的心理（认知、情绪、行为等）给予积极影响，包括针对个体心理健康状态，为防治心理疾病而进行的心理健康教育，以及针对个体心理素质水平，为促进积极适应和发展而进行的心理素质教育。护生正处于心理萌动的青年早期，此阶段的个体认知水平不足，情感多变，意志品质薄弱，在面对学习、就业、人际关系等问题时，容易出现不良的心理状态。对护生进行心理教育不仅关系到其自身的成长和发展，也是提高护士整体素质，适应现代医疗护理模式对护理职责要求的必要手段。

（二）心理支持

心理支持（supportive psychotherapy）是指运用心理学理论和技术，为护理对象提供精神支持，帮助个体发掘和利用有效的生理、心理和社会资源，激发他们的潜能和固有优势，使其能够正确处理和积极面对压力情境。护士的工作直面病人的救治，职业责任重、工作压力大，较低的心理健康水平不仅会直接影响护理工作，也会影响护士的生活质量，甚至导致身心疾病。因此，护士的心理支持对于减轻心理负担，确保健康良好的心理状态，提升工作质量，是十分重要的。

（三）心理干预

心理干预（psychological intervention）是指运用心理学理论和方法，有计划、按步骤地对护理对象的心理活动、个性特征或行为问题施加影响，使之向着预期目标发生变化。在整体护理的指导下，满足病人的心理需求，减轻病人的心理压力，是临床护理工作的重要目标，心理问题需要得到与生理问题同等的重视。病人的心理干预是影响护理质量高低的关键，必须将其与其他护理方法一起，规范标准和科学地贯穿病人护理的全过程，才能充分发挥其促使病人整体康复的独特功能。

重要理论

（一）罗伊适应模式

适应模式（Roy's adaptation model）是由美国护理学家卡利斯塔·罗伊（Callista Roy）在贝塔朗菲一般系统论和赫尔森适应水平理论的基础上提出的。该模式将人看作一个整体的适应系统，当机体内外环境的刺激作为输入进入机体后，机体的适应系统便通过生理调节和认知调节进行控制和调整，其结果表现在生理功能、自我概念、角色功能、相互依赖四个方面的适应性反应或无效反应。罗伊指出人的生命过程就是对内外环境各种刺激的适应过程，护理的目的就是要促进人的适应性反应，从而提高人的健康水平。罗伊适应模式是最具代表性的以系统为中心的护理理论之一。

（二）认知行为疗法

认知行为疗法（cognitive behavioral therapy）是以艾伦·贝克（Aaron Beck）的认知治疗技术为基础，由认知理论和行为治疗相互吸纳补充而形成的一种系统的心理治疗方法。认知理论认为改变人的认知过程可以经由观念的改变来纠正情绪和行为。行为疗法认为行为是习得的，可以通过干预手段来抑制或改变不良行为。认知行为疗法是两者的结合，它通过认知重建纠正不合理的信念，并教给人们改善行为的应对技能和问题解决策略，是现在最有影响力的心理辅导和治疗方法之一。

（三）聚焦解决模式

聚焦解决模式（solution focused approach）是由史蒂夫·德·沙泽尔（Steve de Shazer）提出的一种基于积极心理学理念的临床干预模式。在积极心理学关注人类心理积极层面的核心理念指导下，该模式尊重、欣赏、相信个体力量、动机和潜能，将解决问题的焦点集中于个体的积极情感和品质，充分利用其自身资源，共同构建解决方案，以达到个体所期望的结果。以聚焦解决模式为代表的积极心理学相关学说，摒弃了传统的"消极心理学"的工作范式，促使临床实践者转换理念，更多地关注到病人的积极品质，为心理护理开辟了新视野、新领域。

理论实务

护理实践中会面临许多心理学问题,在"以病人为中心"的整体护理模式逐步取代了"以疾病为中心"的功能式护理模式的当下,了解病人的心理行为特点及变化、运用有效的心理干预的方法和技术满足病人的心理需求已成为临床护理的重要目标。与此同时,维护护士的心理健康,优化职业心理素质,也是护理专业发展的重要任务。心理护理应贯彻以人为本的原则,倾听、理解、关注和建设人们的心"灵"家园。在实践中将心理学的理论和技术应用于护理领域,对于广大护理工作者掌握心理护理方法,帮助病人早日康复,以及促进自身心理健康,培养优秀的护理人才,都具有重要意义。

(雷 阳)

第二节 案例解析与实务

案例一、男护生小天的"厌学症"

案例概况

19岁的男生小天是某医学院护理专业二年级的学生。一提到小天,辅导员和任课老师们都是摇头叹息,主要原因是小天上课时不是睡觉就是玩手机,作业不能按时完成,考试不及格的情况频频发生,独来独往,很少参加班级活动,是老师们颇为头痛的"问题学生"。其实,高中阶段的小天是个很努力的孩子,出生在普通工人家庭的他,从小受到父母的严格要求,性格内向敏感,成绩一直以来都很优秀。没想到高考发挥失利,被调剂到了护理专业。小天认为,自己一个男孩子,却进了一个女性为主的专业,不仅父母很失望,亲戚邻居们也是议论纷纷,越发觉得自己很没用。对他来说,读书变成了一种精神负担,他厌恶专业课学习,又无法摆脱现状,每天在纠结和焦虑中度过。

最近，在一次去医院的见习课中，在观察老师进行肌内注射的操作时，小天突然出现了耳鸣、头晕、心悸、出冷汗的情况，所幸有老师在场，没有发生严重后果。回到学校之后，小天意识到自己这是出现晕针的情况了，在他心里，护士的工作是终日与针做伴的，一个会晕针的人，怎么能当护士呢？对未来失去希望的感觉，让他的厌学情况愈发严重。辅导员发现了小天心理上的异常，找到他进行谈话，鼓励他把压抑的情绪宣泄出来。在发现他厌学的原因之后，语重心长地劝导他，即使再不喜欢这个专业，为了望子成龙的爸妈，也要好好把学业完成。世上无难事，只怕有心人，一定要把态度端正好。小天其实也明白这些道理，对父母的内疚，对前途的迷茫，这些无法克服的冲突导致了他的失眠，他开始沉迷网络游戏，在班里更加少言寡语了。

问题焦点

1. 辅导员对于小天的劝导有没有达到促进学生心理健康的作用，实现心理教育的效果？
2. 如何缓解小天的厌学情绪，解决小天的心理困境？
3. 从护理教育者的角度来说，大学任课教师及辅导员应采取哪些措施促进护生的心理健康？

理论导读

心理教育是指教育者运用心理学理论和方法，对受教育对象心理的各层面，包括认识、情绪、行为等，给予积极的影响，以促进其心理发展与适应，维护心理健康的过程。心理教育的内容包括心理健康教育和心理素质教育。前者是针对存在一定心理行为问题的个体，通过知识宣教、分析讨论、角色扮演等活动，使受教育对象学会宣泄不良情绪、调整不合理认知、最终获得行为适应，促进心理健康。后者的主要对象是心理素质相对较差的个体，通过心理素质训练帮助他们获得心理学基本知识和技能，将合理认知、积极情绪、适应行为内化为基本的、稳定的心理品质，以促进个体的社会适应，实现主动发展。因此，心理教育的目标是增强心理适应能力，维护心理健康，培育良好的性格品质，养成良好的行为习惯。

大学生是心理问题的高发人群，处在青春期的他们正是从少年心理向成人心理过渡的关键时期。一方面，这一时期的心理发展不稳定，认知容易偏执、情绪有时钻牛角尖、意志有时执拗、个性易受外界影响，另一方面，这一过程交织着种种矛盾和冲突，比如独立与依赖、理想与现实、心理闭锁与渴望理解等。因此，对大学生的心理教育，关系到他们自身的成长和发展，是促进其智力、情绪、社会性发展都能健康成长的必要措施。而护生作为护理队伍重要的储备力量，是未来护理事业建设的主力军，对护生进行心理教育也是提高护士整体素质，适应现代医疗护理模式的必要手段。

罗伊是美国杰出的护理学家、社会学博士。在对于护理问题的研究和观察的基础上，她创造性地结合社会学、心理学等学科的理论，提出了以系统为中心的罗伊适应模式。该模式认为人是一个整体的适应系统，需要持续地适应环境的变化，通过不断地与环境进行信息、物质和能量的交换来维持自身的完整状态。该模式包括输入、控制、效应器、输出和反馈五个部分。以其为指导的心理护理实践应重点关注刺激类型及现有适应行为对于个体心理状态的影响。主要任务是控制影响个体的各种刺激，帮助其生理功能，自我概念，角色功能及相互依赖四个方面达到适应。

点评分析

本案例问题焦点的前两个问题属于护生心理健康的标准、心理健康教育的任务、方法等，需要运用心理学理论与知识进行分析，第三个问题涉及教育者在维护护生心理健康中的角色和作用，需要运用教育学的理论和知识进行分析。

（一）心理学分析

辅导员对于小天的劝导有没有达到促进学生心理健康的作用，实现了心理教育的效果？

要回答此问题，第一步需要明确护生心理健康的内涵及标准。

在"生物-心理-社会医学模式"的指导下，现代人的健康观已经从传统的躯体没病就是健康，转变为健康应是生理的、心理的、社会适应与道德健康完美整合。心理健康与大学生的成长、成才密切相关。不同学者对于大学生心理健康标准的论述具有鲜明的时代特征。针对新时期大学生的时代特征，有学者通过实证研究得出，大学生心理健康标准可以由5个基本维度，共计22个评价要素构成：①基本心理能力，包括安全感、自主性、抗压能力、自我认识与接纳、建立亲密关系的能力。②内外协调适应，包括人格完整与协调、心理特点符合年龄特征、良好的社会适应、与现实环境保持接触、人际关系和谐。③情绪稳定，包括心境稳定平衡、情绪适度表达与控制、心态积极。④角色与功能协调，包括智力正常、符合社会规范、满足基本需要、符合社会家庭学校赋予的角色、自尊、有生活目标并切合实际。⑤良好的学习能力，包括有求知欲和学习兴趣、有效学习的能力、学以致用。

根据上述标准分析19岁的大学生小天，可以发现他存在着不良的心理状态，并且辅导员的劝导并没有起到改善他的心理健康水平的作用。他的根本问题是，对护理专业的排斥影响了他的学习能力，令他学习兴趣低下，没有求知欲和行动力。"男生就读护理专业是丢人的"这种错误的观念，让他不能正确认识和接纳自我，基本心理能力受到破坏。人际关系是所有年代大学生共同的心理健康的标准之一，小天在学校生活中独来独往，不参加集体活动，不与同学交流，没能够达到内外协调适应的和谐人际关系。在情绪情感方面，小天存在着焦虑、抑郁的症状。因为无法适应护生这个角色，小天不能做出符合这个角色的行为和功能，同时他缺少生活目标，对未来没有计划和希望。

那么辅导员对小天的劝导有没有达到心理教育的效果呢？第二步，我们需要知道心理教育的任务和方式。

从心理健康教育与心理素质教育的对象和目标可以看出，要解决小天当下存在的心理行为问题，需要对他进行的是心理健康教育。

根据新时期大学生的生理与心理特点，大学生的心理健康教育的任务通常应包含三个方面：①指导大学生积极调节个人的心理状况，顺应变化的环境，提高生活、学习的效率和满意度。②帮助大学生有效地发展和完善自我，不仅要顺应环境变化，还要学会主观能动地改造环境，进而找到生命、学习的价值和意义，培养积极良好的个性。③协助大学生找到产生心理困惑与障碍的原因，掌握其发生规律，从而采用有效的方法和手段，促进心理健康，预防心理问题的发生。**可以发现，辅导员并没有帮助小天完成以上三方面的任务。**首先，高中时期的小天本是一个勤奋自律的好学生，他与高中时期的学习和生活环境达成的平衡，因为大学阶段进入了不喜欢的专业学习而被打破，因此，感到困惑、痛苦、不知所措。辅导员应当帮助小天学习适应环境的技能，重新建立新的平衡，显然他的劝导是远远不够的。其次，更进一步地改造环境，对于失去学习目标的小天来说非常重要，可以有效帮助他走出抑郁焦虑的低谷，重新找回自我，找到自己的价值。辅导员仅从外部因素，即不要辜负父母期望的角度出发，是不能达到重建小天自身价值感的效果的。再者，针对小天存在的晕针症状、焦虑、抑郁、睡眠障碍等心理问题，应当在充分分析发生原因的前提下，选择恰当的干预手段。案例中辅导员在没有完全掌握小天个体情况之时，仅是采用了鼓励其发泄抑郁情绪这种情绪应对策略，没有提出建设性的问题应对策略，因而不能达到解决心理问题的效果。

由于心理健康教育的目的在于，帮助存在一定心理行为问题的个体调整不合理认知，获得行为适应，从而促进心理健康。因此，**心理健康教育的基本方式可以参考一般心理问题的咨询程序**。首先，在尊重、真诚、共情的基础上建立良好的咨询关系。其次，通过摄入性会谈，包括确定会谈的目标、内容和范围，选择提问方式，倾听，控制会谈的方向，以充分收集受教育者当前存在的心理健康问题。通过对各种信息的纵向和横向比较，抽象概括出牵动各种因素的关键点，即找到困扰个体的核心心理症状或问题。再次，与受教育者共同协商心理健康教育的方式，以便其能够承受、愿意参与。在实施心理健康教育方案的过程中，要充分调动受教育对象的积极性，启发、引导、支持、鼓励对方，协助其克服方案实施的阻碍因素。最后，评估心理健康教育的成效。

如何缓解小天的厌学情绪，解决小天的心理困境？

从以上心理健康教育的基本方式可以看出，**充分了解和评估小天的心理健康问题及其产生的原因是开展教育活动的前提和关键**。研究表明，大学生心理问题的根源是多方面的。有遗传基因的影响、社会环境的影响、家庭与学校的环境影响、学生个性心理特征的影响，以及自身生活方式的影响。以小天的情况来看，他的性格内向敏感，这与遗传因素是有关的。亲戚邻居们对他的高考成绩和大学专业议论纷纷，这在一定程度上反映了社会环境对于高考意义的过分强调，以及对于男性从事护理行业的偏见。小天的父母"望子成龙"，这种来自家庭的过高的期望值会给孩子的心理造成难以负担的压力。学校环境方面，对于护理专业的学生来说，注射操作的见习、学习和实操都是非常重要的，小天的晕针症状也是造成他对学习厌倦、对未来迷茫的重要原因之一。小天的个性特征是产生心理问题的根本原因。同样是男护生，有些同学能够很好的适应，善于与人相处，而有些同学会产生适应不良，偏执孤僻，这与人的个性是密切相关的。小天的个性决定了他的思维和行为方式，进而影响着他的心理健康。另外，不良的生活方式，如沉迷网络游戏、睡眠障碍等，也在心理问题的发生、发展中扮演着重要角色。

基于大学生心理问题发生根源的多元性，在实施心理健康教育的过程中，我们应当采用整体观、系统观，全面、完整地认识和理解受教育者，探讨内外刺激对个体的影响，帮助其纠正不良的心理状态，维护心理健康。

于是，第二步我们要考虑的问题就是，如何整体、系统地改变小天的不良认知，促进他的行为转变呢？

罗伊适应模式是最具代表性的以系统为中心的护理理论之一，它的创立是基于对护理本身的研究与观察，并创造性的结合了社会学、心理学等学科理论。该模式认为人是由刺激、适应水平、适应机制、适应方式、适应反应等要素构成的具有整体性的适应系统。环境是该适应系统的内外刺激因素，是影响个体行为与发展的所有情况和事件。人处在与外环境持续互动的状态，这种互动可引起内在和外部的变化，以适应环境的变化，保持完整性和内环境的稳定，以达到生存、成长、自我实现的健康状态。在该模式指导下的护理工作是帮助个体控制或适应刺激，以达到良好适应状态的过程。

鉴于该模式的优点在于分别从人的生理、心理和社会角度找出适应性问题，并明确每个问题的刺激源，通过控制各种刺激，帮助个体减少无效反应，促其适应性反应，因此，可以用来解决案例中小天的问题。

罗伊适应模式由输入、控制、效应器、输出和反馈 5 个部分组成：

1. **输入** 包括刺激（stimuli）与适应水平。刺激指的是环境中能激发或影响个体反应的任何信息、物质和能量单位，是个体系统与环境相互作用的纽带。包括个体当下面临的需要立即应对的主要刺激，对主要刺激所致行为产生积极或消极影响的相关刺激，以及影响作用不确切或无法察觉其作用的剩余刺激，共三类。适应水平（adaptation level）是指个体适应过程的状态，如果刺激在人的适应区域内，则可能适应，如果刺激在适应区域外，则不能适应。

2. **控制** 即适应系统的应对机制（coping mechanism），是指个体面临刺激时的内部控制过程，包括调节者亚系统和认知者亚系统。前者又称生理调节器，是个体先天具备的应对机制。外环境中的刺激经感官作用于神经系统，进一步影响体液、电解质及内分泌系统（神经 - 化学 - 内分泌途径）。后者又称认知调节器，是个体后天习得的应对机制。通过大脑的高级功能，进行感知和信息处理、学习、判断以及情感调控（认知 - 情感途径）。

3. 效应器 又称适应方式（adaptive modes），指个体应对方式的具体适应活动和表现形式，主要体现在 4 个方面。**生理功能方式**主要指人对环境刺激的生理反应，包括营养、排泄、活动休息、水电解质、内分泌平衡等，目的是保持生理功能的稳定。**自我概念方式**主要是指个体在特定时间对自己情绪、思想、优缺点等的感觉和信念。这是个体行为的核心，因为人必须知道自己是谁，才有存在的意义和目的。**角色功能方式**指的是个体在社会中所扮演的角色，以及与角色相关的行为。**相互依赖方式**强调个体与重要关系者或社会支持系统之间的爱、尊重和价值观的互动，主要在于关系的完整或安全感的满足。

4. 输出 可观察和测量的输出主要体现在行为（behavior）方面，包括适应行为和无效行为。前者显示个体系统与环境互动的良好适应，可以促进个体系统的完整性。后者不能促进系统的完整性，也不能达到人与环境之间的有效整合。

5. 反馈 输出作为反馈信息重新作用于个体系统，促使个体选择增加或者降低应对刺激的行为。

在心理健康教育中应用罗伊适应模式，应当首先明确影响受教育者心理状态的刺激因素，通过收集受教育者的资料，评估对其产生影响的主要刺激、相关刺激和固有刺激，明确教育目标，采取措施使全部刺激落在受教育者的适应范围内。其次，要了解受教育者的适应行为状态，同样的刺激，可能会导致受教育者不同的适应结果，需要加强关注，及时调整干预措施。

（二）教育学分析

从护理教育者的角度来说，大学任课教师及辅导员应采取哪些措施促进护生的心理健康？

大学生的心理健康教育应当坚持以大学生健康发展教育为核心，辅以心理疾病的预防。主要教育内容包括：环境适应教育、学习发展教育、自我意识发展教育、人际交往教育、挫折应对教育、情绪调节与控制教育、健康恋爱观教育、健全人格教育、生涯发展教育、心理问题预防和求助教育，以及生命生存教育。开展高校心理健康教育，首先要把握好课堂这个主要阵地。

例如开设"大学生心理卫生""人际关系心理学"等课程，定期举办"考试心理""就业心理"等主题讲座，帮助学生掌握基本的心理健康知识。通过情景模拟、行为训练等多样化的教学手段，促进学生形成积极有效的认知和行为策略，不断完善其心理素质。其次，灵活运用相关测试，帮助学生正确地认识自己。例如建立大学生心理档案，掌握他们的心理健康状况；通过心理测试及时发现负性心理问题，提供及时的诊断和治疗；对于特殊学生给予追踪关怀。再次，提供心理咨询服务，帮助学生走出心灵困境。根据心理问题来源的不同，心理咨询又可以分为三大类：一是障碍咨询，通过交谈、商讨、指导、反思等方法，帮助学生控制和摆脱负性认知和行为，重建信心，以良好的心态积极地面对人生的挫折，健康的成长和成才。二是发展咨询，通过思维训练课、才能展示课等，帮助发掘学生的长处和潜能。三是生活咨询，主要针对的是因为生活中的挫折造成的迷茫、焦虑、困惑。除了进行个别咨询外，也可以针对学生中普遍存在的问题，开展心理健康座谈会，让教师和学生共同探讨处理心理问题的方法。最后，高校需要拓展社会实践、丰富校园生活，促进学生的自我成长。学校应积极为大学生提供社会实践的机会，组织好假期社会实践活动，让他们在实践中塑造人生价值观。多元化的社会实践能够发挥实践育人的功能，帮助学生认识自我、反思自我。学校还可以成立大学生心理健康朋辈组织，依托学生社团，开展心理健康教育周、情景剧比赛、朋辈互助等各类活动，促进学生的自我教育、自我保健。

实务指导

在本案例中，辅导员可以针对小天的以护理专业适应不良为主的心理问题，采用罗伊适应模式的理念和工作程序，制订个体化的心理健康教育措施，主要包括以下三个步骤：

1. 收集资料，评估个体的刺激类型和输出行为 首先，辅导员在与小天建立良好的咨询关系的基础上，全面收集相关资料信息，从生理功能方式、自我概念方式、角色功能方式以及相互依赖方式四种适应方式的角度，评估小天面临的刺激类型。可知，在生理功能方式上，小天存在着失眠、晕针的问题；在自我概念方式上，小天有"高考失利是严重的失败，以及男生不应该做护士"的错误观念，存在自卑、自我一致性和自我理想的混乱；在角色功能方式上，小天因为强烈的厌学情绪，不能很好地履行护生这一角色应有的行为和功能,学习成效不佳,自我实现的动机低下;在相互依赖方式上,父母给予了过高的期望,亲友之间存在负性舆论,使得小天无法与重要关系者以及支持系统之间形成充满爱和安全感的关系。针对这些刺激,小天主要表现出来的行为是焦虑、抑郁以及逃避问题,属于无效行为。

2. 明确心理健康教育的目标,选择合适的干预措施 在明确问题的基础上,辅导员与小天共同协商,确定心理健康教育的目标以及咨询的方案,分阶段各个击破。针对各个问题,为小天提供有效的干预措施。如针对失眠问题,可以教会小天使用肌肉放松训练法或正念减压疗法,缓解不良情绪对睡眠的影响。针对晕针症状,可以了解晕针产生的原因,例如,是否是因为幼年受过伤,而对伤口、血、疼痛感到恐惧,进而采用认知领悟疗法纠正对于注射的不良认知。也可采用暗示、保证等方法增强小天的信心。针对自我概念及角色适应不良的问题,应当帮助小天建立"高考分数不是评价一个人成败的决定因素"的观念,与小天一起分析男性的优势,展望专业的前景,稳定其职业心态。也可以利用榜样的力量,邀请适应良好的男护生或者临床工作中的男护士,为小天现身说法,增强其对未来的信心,对专业的认同感。对于依赖关系方面的问题,首先可以寻求父母的帮助,改善他们的教育方式,得到理解和支持。其次可以安排朋辈辅导帮助,让小天感受到集体的关爱,体验到自己的存在感。

3. 效果的评估和反馈 及时对于心理健康教育的效果进行评估,询问小天的反馈意见。加强有效的干预措施,调整无效的应对,帮助他达到全面的心理健康恢复,实现自我价值。

(雷 阳 王雪梅)

案例二、肿瘤科护士小杨的"心伤"

案例概况

小杨是某三甲医院肿瘤科一名护士,入职3年以来一直热爱工作,勤奋努力,最近却陷入了苦恼之中。起因是在半年前,她最亲近的爷爷因病去世,小杨认为爷爷非常信任她,但她作为医院工作人员却没能挽救爷爷的生命,因而产生强烈的自责情绪。长期的精神紧绷让她开始失眠,白天打不起精神。以前细致谨慎的她，最近频频出现低级错误，几位比较严厉的高年资护士曾严肃地批评过她，让小杨倍感压力，在科室里越发寡言少语。

近日，科室里开始开展安宁疗护的相关理论学习和应用实践，护士长认为小杨学历起点高，让她负责这项新工作，并主要护理癌症晚期病人。投入到新任务中的小杨更加无法顾及放松和休息，失眠的情况更加严重了。加上个别同事不愿意推进安宁疗护的工作，对小杨不理解也不配合。种种压力下，小杨感到自己快要达到身心承受的极限了，于是她向护士长求助。但护士长认为这是员工成长过程中都会遇到的挫折，鼓励小杨发挥年轻人的拼搏精神，坚持下去，事情一定会出现转机，并叮嘱她要多与同事沟通，争取大家的支持和帮助。自尊心极强的小杨不愿意向同事求助，自己咬牙坚持着。然而长时间的看不到成效，小杨的工作情绪越来越低落，她常常觉得自己是个笨蛋，好像什么事情都做不好。最近她护理的危重病人越来越多，面对无法治愈的癌症病人，以及经常发生的死亡，又让她回想起了自己的爷爷，沮丧感和无力感充斥着她的内心。终于有一天，她提出了辞职。

问题焦点

1. 护士长对于小杨的安慰是否达到了维护护士心理健康的作用，实现了心理支持的效果？
2. 如何改善小杨的不良认知，促进其行为的改变？
3. 从护理管理者的角度来说，护士长应采取哪些措施预防护士再发生此类问题？

理论导读

心理支持全称支持性心理治疗，是运用心理学理论和技术，为护理对象提供精神支持的心理治疗方法。它整合了心理动力学（如建议、劝慰、鼓励等方法），认知行为疗法（对所处生活事件的心理反应及行为变化）和人际治疗（建立和保持治疗联盟）的理论模型和技术手段，帮助和指导对象认识当前所面临的问题，发掘和利用包括自身优势和社会支持的内外资源，使对象能够有效应对困难和心理压力。心理支持适用于相对健康但是有严重应激或自我缺乏的个体，防止其出现更为严重的心理疾病，帮助其构建健康心理防御机制。

护士是当今职业压力最大的群体之一,不仅承担着繁重的护理任务,还需不断更新知识技能,并且身处医患矛盾的最前沿。过度的职业紧张影响着护士的心理健康状况。因而,护士的心理支持对于维护她们的身心健康,保证护理服务质量,促进病人的康复效果,都有重要的意义。

认知行为疗法作为心理支持的重要组成,是当前最有影响力的心理辅导和治疗方法之一。它是一组通过改变思维和情绪的技术手段来改变不合理的认知、解释和评价,达到消除不良情绪和行为的短程的心理治疗方法。它吸纳了认知理论中通过认知重建纠正不合理信念的技术,并基于行为疗法教给人们应对技能和问题解决策略,可以有效地解决一般心理问题。

点评分析

本案例问题焦点的前两个问题属于护士心理健康的内涵、标准、影响因素,心理支持的理念与方法等,需要运用心理学理论与知识进行分析,第三个问题涉及管理者在维护护士心理健康中的角色和作用,需要运用管理学的理论和知识进行分析。

(一) 心理学分析

护士长对于小杨的安慰是否达到了维护护士心理健康的作用,实现了心理支持的效果?

要回答此问题,第一步需要理清护士心理健康的内涵及标准。

健康是一个动态的连续过程。世界卫生组织在1989年对于心理健康给予了这样的定义"心理健康不仅仅指没有心理疾病或变态,还包括个体社会适应良好、人格完整和心理潜能得到充分发挥,即在一定的客观环境中个体心境保持最佳状态"。不同学者从不同角度描述心理健康的内涵,一般认为,心理健康应当包含积极的心理活动,平稳的心理状态,有效的适应能力,健全的人格和良好的生活质量。基于此,护士的心理健康应当表现为愉快的内心体验,旺盛的生命活力,良好的社会适应,并且能够利用个人潜力发挥社会功能。

护士的心理健康状况不仅直接影响着自身的躯体健康、社会功能及工作效率,且会进一步影响护理服务质量,关系到病人的身心健康。一个心理健康的护士应当满足以下五个标准：

1. **智力正常** 包括观察力、注意力、思维力、想象力和实践能力的综合水平。

2. **情绪良好** 保持乐观积极的心态，能够调节自己的情绪使其保持相对稳定。

3. **意志坚定** 能够在明确目标的指引下，果断的采取行动，克服困难，努力完成目标。

4. **人格健全** 包括正确的自我意识，积极的人生观以及符合自己社会角色的心理行为。

5. **人际和谐** 能与他人尊重友爱的相处，保持稳定的人际关系。

依照上述的概念和标准，本案例中的小杨已经出现心理健康不良的表现，在倾诉以后，护士长的回应并没有起到维护她的心理健康的作用。由于长时间的精神紧张和失眠，她的智力表现，尤其在注意力、思维力、实践能力方面有所下降，之前工作中几乎不犯错误的她开始频频出错。她无法从爷爷去世的阴影中走出来，一直情绪低沉，在繁重的工作压力下，无法保持乐观向上的心态。在开展新工作的过程中遇到了困难和阻力，不能在理性分析之后采取果断行动，来实现既定目标。在多方面应激事件的刺激下，小杨认为自己是一无是处的"笨蛋"，这是错误的自我认知。在社会支持方面，也因为不能与同事之间有效沟通，而没有建立和谐的人际关系。

那么护士长给予的安慰有没有达到心理支持的效果呢？第二步，我们需要知道心理支持的理念、目标和技术手段。

心理支持是临床护理中应用最广泛的心理治疗技术，适用于消除正常心理的不良心理状态，包括负性情绪、错误认知、行为偏差等。治疗师在沟通的过程中，需要全力调动鼓励的支持行为，来维护咨询者的自尊自信，减轻他们的内心冲突，提高应对能力。实施过程的重点在于，帮助咨询者分析当前面临的问题，帮助他们发现自己的优势和可利用的资源，使其在先天的人格、潜能、天赋、社会环境的基础上，重建健康的心理防御机制。

心理支持常用的技术有共情、安慰与开导、建议与指导等。**结合使用各技术的方法和注意事项，可以得知本案例中护士长的处理方式，没有达到心理支持的效果。**首先，共情是指治疗师通过咨询者的言行、经历和体验，深入其内心去体会和理解他的情感、思维以及心理活动，并将自己的共情传达给咨询者，达到促进其探索表达，更好地认识自我的目的。案例中的护士长并没有充分了解小杨的心理活动历程，忽视了其所面对的应激源来自哪些方面，应激反应是如何产生的，应激程度有多严重，因此不能站到小杨的角度去看待和思考问题，两者间的沟通关系仍然是领导和下属的模式，没有拉近心理距离进行深入的交流，使得小杨不能在这个倾诉过程中更好地自我表达。其次，安慰与开导是治疗师向存在消极心理的咨询者传达理解、支持、鼓励的方法，可以使其充分发挥主观能动性，增强其克服困难的信心。案例中的护士长主要采用的是安慰的方法，鼓励小杨发扬年轻人的干劲和不怕困难的拼搏精神，意在使用榜样的力量起到激励作用。但是护士长没有结合小杨的情况给予具体的引导，只是泛泛地给予了安慰，无法让小杨认识到自己的优势和资源，恢复对抗困难的信心。最后，建议和指导是心理支持非常重要的一环，可以帮助咨询者从一个新的角度来反思所处的困境，并且借助治疗师提出的新的看法加深对自我的了解，产生改变。案例中的护士长为小杨提出了"要多与同事沟通"的建议，这本是一个可以帮助小杨改善人际关系的正确建议，但是护士长没有充分了解小杨情况，包括她产生人际困境的原因以及自身的性格特点，使得护士长没有对于这个建议给予充分的分析和解释，而变得表面化，经验化，甚至有可能产生负性的心理暗示，使得小杨认为产生人际困境的原因在于自己"不会与同事沟通"，不能达到预期的效果。综合以上来看，护士长对于小杨的心理支持是无效的。

如何改善小杨的不良认知，促进其行为的改变？

要解决这个问题，第一步需要知道护士心理健康的影响因素有哪些。

国内外研究表明，护士人群的心理健康状况不容乐观。作为与病人最为密切接触的医务工作者，护士不仅需要帮助病人减轻生理上的痛苦，还要缓解他们心理上的压力，对他们进行健康教育，促进疾病的康复。在实现这些职业目标的过程中，护士面临着如工作负担、人际矛盾、行业管理等诸多因素带来的应激。总体上，影响护士心理健康的影响因素主要包括工作性质、认知评价、人际适应、社会支持、个性特征、应对策略。**分析小杨的情况可以发现，错误的认知评价是造成她心理状态失衡的重要因素。**她的心理问题起因于爷爷的离世，小杨认为这件事情归结于自己辜负了爷爷的信任，而长期被自责的情绪困扰，精神无法放松，出现失眠的情况。失眠的加重带来了注意力下降、思维活动僵硬等一系列的问题使她产生差错。前辈的批评被她认为是自己人际关系紧张，加上支持不良的同事对新任务的排斥和阻碍，使她更加牢固这种想法，行动上无法与同事加强沟通。她片面地认为，"工作上的不顺利"等于"自己是一个什么都做不好的笨蛋",这种选择性的概括导致了她对自我的认知歪曲。爷爷去世的经历使她更能够与晚期癌症病人及家属高度共情,又陷入"病人无法挽救"就是"我做得不好"的负性情绪中来。

于是,第二步我们要考虑的问题就是,如何改变小杨的不良认知,促进她的行为转变呢?

认知行为疗法是心理支持的重要组成。它是多种治疗方法的一个概括性的术语,核心原则在于使用适应性的情绪、认知和行为来取代不适应的情绪、认知和行为。在该领域,最主流的治疗模式是美国心理学家艾伦·贝克的认知疗法。鉴于该疗法是通过纠正不合理的信念和自动化思维来进行认知重建,从而消除不良的情绪和行为,因此可以用来解决案例中小杨的问题。

贝克的认知疗法包括以下程序:

1. **建立咨询关系**　良好的关系是心理支持过程中重要的活性成分,是治疗得以持续下去的基础。治疗师需要对咨询者的问题及其背后的认知过程有一个较为全面的了解,引导咨询者自我探索和剖析。良好的咨询关系实际上就是一个治疗师引导咨询者主动进行认知重建的过程。

2. **确定咨询目标**　认知疗法的根本目的是用正确的认识方式替代错误的观念。在这个总目标下,根据咨询者情况分解为更具体更易实践操作的小目标,可以帮助咨询者采用更有针对性的措施,一步一步实现认知的改变。

3. **确定问题**　为了使咨询者能尽快锁定不正确的认知过程,治疗师的首要任务就是要协助其集中到某个特定的问题,和可以观察到的事实上,引导他们进行体验和反省。具体可以通过提问和自我审查来实现。提问就是通过特定的问题将咨询者的注意力集中到与他的情绪和行为密切相关的问题上,自我审查就是鼓励咨询者表达自己的看法,并对这些看法进行体验和反省。

4. **检验表层错误观念**　指的是咨询者对于自己的行为偏离的一种直接、具体的解释。治疗师可以使用针对性的技术,包括建议咨询者从事某一项活动来检验自己的解释是否正确(建议)、鼓励咨询者进入一种情境来观察自己错误认知的产生过程(演示)、要求咨询者模仿榜样完成某种活动(模仿)。

5. **纠正深层错误观念**　通常表现为一些抽象的与自我概念相关的命题,比如案例中的"我是一无是处的笨蛋"。认知疗法常采用语义分析技术,将代表了咨询者深层错误观念的无意义的句子,转变为具体的、有特定意义的句子,帮助他们明确,自己只是在某些方面存在一些问题,但在别的方面是与正常人无异的。

6. **进一步改变认知** 认知过程决定行为,同时行为变化也能带来认知的改变。行为矫正技术是帮助咨询者进一步改变不合理认知的重要手段。治疗师需要指导咨询者进行特定的行为模式,让他体验到一些常被自己忽视的情绪。这些积极的情绪和成功的体验不仅可以改变咨询者的认知观念,也教会了他们获得这些体验的方法。

7. **巩固新观念** 在新的认知行为方式代替了不良的方式之后,咨询者需要利用自己内在潜能进行认知复习。治疗师可以通过布置家庭作业的方式,帮助咨询者在现实情境中对刚建立起来的正确的认知观念和过程进行巩固。

本案例中小杨对于自身及其所处困境的不良认知,就可以通过认知疗法的这七个程序得以解决。

(二) 管理学分析

从护理管理者的角度来说,护士长应采取哪些措施预防护士再发生此类问题?

护士离职率居高不下是国内外普遍存在的一个问题,不仅影响护理质量,降低病人对护理工作的满意度,同时导致护理队伍出现不稳定倾向,给护理学科的可持续发展带来不利影响。护士长作为最基层的管理者,是护士心理支持的第一责任人和实施者。本案例中的杨护士因对爷爷去世这一事件的不良认知,导致一系列的认知偏差和负性情绪,甚至提出辞职。从管理学角度分析,护士长未能发挥好领导职能。领导是一项重要的管理职能。不同的学者对"领导"一词的定义和解释不同。管理大师彼得·德鲁克(Peter Drucker)认为:领导就是创设一种情境,使人们心情舒畅地在其中工作。而著名学者哈罗德·孔茨(Harold Koontz)等人认为领导是"一种影响力,是引导人们行为,从而使人们情愿地、热心地实现组织或群体目标的艺术过程"。由此可见,作为领导者的护士长,与小杨的交流与沟通是失败的,她没有关注小杨的感受、能力以及心态的变化。领导者的重要任务是"影响"个体或群体的行为。而影响力是一个人在与他人交往的过程中,影响和改变他人心理行为的能力。根据其性质,可分为权力性影响力和非权力性影响力。权力性影响力指领导者运用权力强制下属服从的一种能力，具有强迫性和不可抗拒性。在权力性影响力的作用下，被影响者的心理与行为主要表现为被动服从。而非权力性影响力由领导者自身素质和现实行为形成的自然性影响力，主要由品格因素、能力因素、知识因素、感情因素构成。案例中，护士长在建议和指导环节，给出的建议和指导也只是"领导式""经验式"的，无法启发小杨的认知改变。在日常管理中，护士长接到小杨的"求助"后，只是"泛泛地给予了安慰，无法让小杨认识到自己的优势和资源，恢复对抗困难的信心"。由此可见，护士长缺乏心理支持的相关知识和技术，导致了对小杨的心理支持无效，使得小杨最终选择了辞职。同时，科室推进的安宁疗护相关工作不能顺利开展。从管理学角度分析，护理管理者需要提高领导者的影响力，而且关键在于不断提高非权力性影响力。因为，在领导者的影响力中，非权力性影响力占主导地位，起决定性作用。

结合本案例的情况，提示护理管理者要致力于改变管理方式和方法，提倡科学管理、人性化管理，建立有效的激励机制，提升护士的幸福感和对职业的满意度。

实务指导

在本案例中，护士长可以针对小杨以不良认知为主的心理问题，用认知行为疗法的理念和操作程序，制订个体化的干预方法，主要包括以下7个步骤：

1. **建立咨询关系** 护士长应跳出上下级关系的谈话模式，运用共情等技术，设身处地地倾听小杨的苦恼，对她面临的困境表达真诚的关怀和理解，从而构建良好的咨询关系，形成密切合作的气氛，在此基础上进一步了解小杨的基本情况。

2. **建立咨询目标** 通过与小杨的深入交谈，发现其存在有错误的认知，包括"爷爷的去世责任在我""新工作进展不顺利等于一无是处""病人无法挽救是自己做得不够好"等。这些歪曲的认知和观念是到导致情绪问题的根源。护士长可将这些问题分解为细化的咨询目标，各个击破，层层推进。在目标的制订上，应与小杨达成共识。

3. **确定问题** 在选定目标之后，护士长可以通过提问的方式，引导小杨对当下选定的问题进行反思和自我审查。例如，关于爷爷的去世，可以引导小杨回想当时爷爷的病情变化，是否在进行医疗决策时，自己都已经尽力做到最好了。从而帮助小杨重新审视具体的问题。

4. 检验表层错误观念　对于一些涉及具体事件的表层错误观念，可以使用建议、演示和模仿的技术。例如，小杨因为受到年长护士的批评和支持度较低的同事的不配合，便认为自己人际关系出现问题，不受大家欢迎。针对这个错误认知，护士长可以建议小杨在实际情境中加以验证，问问看周围的人对她的印象是否真的那样坏。如此可以帮助小杨重建对自己的认知。

5. 纠正深层错误观念　对于小杨认为自己是"一无是处的笨蛋"，护士长可以使用语义分析技术，将这种仅含有"主-谓-表"结构的无逻辑意义的句子，扩充为"主语（特定的客体和行为）+状语（时间限定）+谓语+表语"的更具体、更客观的句子。以此帮助小杨认识到，"其实，我是在推进新工作这件事上，暂时没有做得很好"而已。

6. 进一步改变认知　使用行为矫正技术，进一步改变认识。例如使用示范法，教会小杨如何就新工作咨询同事的意见，寻求她们的帮助。当在这个争取更多社会支持的过程中，收获正面回报的时候，小杨不仅会体验到积极的情绪，也会认识到什么是成功的行为。

7. 巩固新观念　护士长可以为小杨布置阶段性的作业，督促她在实践中强化成功行为和积极情绪。也可以建议她自学更多认知行为疗法的材料，促进自我成长。

（雷　阳　王雪梅　丁婧婧）

案例三、老糖友张阿姨的"新敌人"

案例概况

卒中中心的护士潘潘最近很苦恼，因为她负责的一位病人张阿姨脾气暴躁，很"难搞"。张阿姨今年62岁，是一位糖尿病病史11年的老糖友，1周前出现"右侧肢体活动不利伴言语不清，加重半天"，以脑梗死收住院。从入院起，她就表现出明显的情绪低落，对医护人员有时冷漠不理，有时抗拒、挑剔，某天夜里还自己拔掉了留置针。为了能让张阿姨配合治疗，潘潘趁工作间隙跟她聊过很多次，详细解释过治疗方案，也鼓励过张阿姨放下负担地抒发自己的感受，指导其放松情绪，然而这些方法都只能短暂的改善一下情况，并没有维持下去。张阿姨是老伴陪同入院的，女儿很孝顺，天天来探望，据她说，张阿姨除了糖尿病之外没有什么别的健康问题，平日里遵医嘱吃药、饮食、锻炼，一直管理得很好，不知道为何对这次住院这么排斥。

  护士长听说了潘潘遇到的难题，格外留意了这位病人。一日在晨间帮张阿姨翻身时，发现护理垫早已被大便弄脏了，便询问为何没有告诉伯伯，张阿姨说因为老伴为了照顾她一夜没合眼，想让他多睡一会儿。护士长听完便说："阿姨您好心疼伯伯，真体贴！"看到张阿姨本来眉头紧锁的神情缓和了一些，护士长继续帮忙擦拭干净之后，在她身边坐下来问道："阿姨，我看您最近心情不太好，能跟我说说原因吗？"张阿姨叹了口气："姑娘，你看我手腿都抬不起来，像个废人，给家里人添这么多麻烦，治也治不好，不如死了算了。"听到张阿姨内心的想法，护士长已经知道了她的问题所在，她首先借由阿姨的家庭关系和睦这一点，增强她的康复动机，然后了解了阿姨过去对抗糖尿病的成功经验，帮助她树立能够打倒"新敌人"的信心，接着又邀请她来参加科室组织的经验交流会，听听其他病人的康复故事。经过了这次干预，潘潘高兴地发现，张阿姨的情绪平稳了很多，走廊上也能常常看到伯伯搀扶着阿姨锻炼的身影了。在张阿姨积极的配合之下，她的身体慢慢地恢复起来了。

问题焦点

  1. 张阿姨存在着什么样的心理问题？作为临床护士，如何帮助她减轻心理压力？

  2. 潘潘和护士长对待张阿姨的不同方法，所带来的不同成效，对临床心理护理干预有何启示？

  3. 从延续护理的角度来说，张阿姨出院之后，社区卫生服务中心应当采取哪些措施促进她的身心健康？

理论导读

  心理干预是指在心理学理论的指导下，有计划、按步骤地对一定对象的心理活动、个性特征或行为问题施加影响，使之发生向着预期目标变化的过程。从广义的角度，心理干预的手段包括心理治疗、心理咨询、心理康复、心理危机干预等。狭义来说，聚焦在护理对象上的心理干预等同于心理护理，是指在护理的全过程中，护士主动运用心理学的理论和技能，且紧密结合护理专业的临床实践，研究护理对象在疾病过程中的心理问题，并积极地影响其心理活动，帮助他们在自身条件下达成最适宜的身心状态。

　　心理护理是现代护理模式——整体护理的核心。人的生理与心理是紧密联系、相互影响的，疾病引起生理功能发生改变的同时也会导致认知、情绪、意志等心理活动过程的一系列变化，出现非健康状态的心理现象，即病人的心理反应。在整体护理的指导下，护士应当充分发挥与病人最密切接触的专业优势，满足病人的心理需求，减轻他们的心理压力，这不仅是临床护理工作的重要目标，也是促进病人整体康复的重要措施。心理护理作为具体的护理方法，必须更深入地渗透、融合于全周期的护理工作，得到与生理照护同等的重视，才能充分发挥其促使病人健康的独特功能，有效提升护理质量。

　　积极心理学是在人本主义思想的影响下发展起来的心理学的新学说，它致力于研究积极情绪、积极人格特质以及积极社会环境，充分挖掘个体固有的建设性力量，以期获得真正的发展与幸福。聚焦解决模式是具有代表性的，在积极心理学理念指导下形成的一种具有成熟工作范式的心理干预模式。该模式尊重、欣赏、相信个体力量、动机和潜能，认为促进健康行为的焦点不在于修正其缺陷，而在于挖掘困境中的个体的自身力量，培养积极的情感和品质，并共同构建有效的解决方案，以达到个体所期望的结果。以聚焦解决模式为代表的积极心理学相关学说，从传统的"消极心理学"的对立面出发，摒弃过分偏重个体缺陷的工作范式，促进临床实践者更多的关注个体的积极品质，为心理干预带来了新思路，新方法。

点评分析

　　本案例问题焦点的前两个问题属于病人的心理特点，临床心理护理的工作流程、技术方法等，需要运用心理学理论与知识进行分析，第三个问题涉及社区护理工作在维护病人心理健康中的角色和作用，需要运用社区护理学的理论和知识进行分析。

（一）心理学分析

　　张阿姨存在着什么样的心理问题？作为临床护士，如何帮助她减轻心理压力?

要探明张阿姨存在的心理问题,就要了解个体在进入病人角色之后,具有何种心理需要,产生何种心理反应。

个体一旦进入病人这个特殊的社会角色,就会产生一些区别于健康人的心理需要,虽然这些需要的表现形式因人而异,但依据马斯洛的需求层次理论,仍然可以找到共性之处。在生理需求方面,病人往往需要卧床休息,一方面可能需要医护人员协助其满足包括排泄在内的生理需求,另一方面活动范围和兴趣爱好会不同程度的受到限制。在安全需求方面,疾病会使病人感到生命安全受到威胁,病情越严重,个体的自我保护能力越低,对安全保障的需要越强烈。在爱与归属方面,由于疾病的困扰,病人会加倍的需要家人的关心和呵护。对于身处陌生环境的住院病人来说,家人的支持和陪伴能够给予其更强的精神力量。同时,病人也需要与医护人员和病友之间建立良好的关系,以建立有效的社会支持网,尽快融入新环境。在尊重需求方面,疾病可能导致病人自理能力部分或全部丧失,需要依靠别人完成日常活动,因而容易感觉到自卑,常觉得自己成为别人的累赘。最后关于自我实现的需求,对于处在力不从心状态的病人而言,是最难以满足的。病人单方面接受医护人员和家人的照料,容易导致挫败感。自我实现的需求可以在战胜疾病的过程中得以实现。

基于以上的心理需求,结合张阿姨的疾病特点,可以分析得知其可能出现的心理反应。脑卒中患病初期,发病急、变化快,疾病使得个体从能够正常活动的社会人变为自理能力受限、日常活动障碍的病人。这些突发的改变使得病人不能适应,对心理造成巨大冲击,以至于出现心理应激状态。而进入康复期之后,病人面对身体的残障和长期的康复治疗,也会产生各种各样的心理反应。

负性情绪反应是病人体验到的最常见、最重要的心理反应,以焦虑、恐惧、抑郁、愤怒最为常见。焦虑是个体在感受到威胁或预期发生不良后果时产生的心理反应。案例中张阿姨的焦虑主要来自安全的需求没有得到满足。因为其对疾病的转归和预后不明确,对疾病诊治和护理的方式心存疑虑。除此之外,医院陌生的环境和沉闷的气氛令人紧张,家人不能够陪伴在身边也会产生分离性的焦虑。恐惧是个体对现实中已经存在的危险情境所产生的一种反应。疾病引起的不良影响,例如生活能力受限,加上治疗带来的压力,包括疼痛,都会导致恐惧的出现。抑郁是以情绪低落为特征的心理反应,常因为现实或预期的丧失而引起。张阿姨的抑郁情绪可以来自生理需求未被满足，表现在生病后身体组织正常功能的丧失，也可以来自兴趣爱好、经济、日常生活方便的丧失。愤怒是当个体在追求目标受到挫折时出现的心理反应。一些病人认为自己生病是倒霉、不公的，加上疾病和治疗的折磨，容易出现烦躁愤怒的情绪。张阿姨的愤怒反应也可能来自自我实现的需要没有得到满足。加之脑卒中需要长期的康复锻炼，在治疗过程中受阻，或见效慢，均易导致愤怒情绪。

理解病人的心理需要和心理反应是给予恰当的心理干预措施的前提。采用有效的措施帮助张阿姨减轻压力，需要知道心理护理的核心要素和基本程序。

狭义上说，应用于临床护理工作的心理干预等同于心理护理，这是为了解决病人具体心理问题而运行的动态化过程。尽管影响心理护理效应的因素很多，但起到决定性作用的核心要素仅包括四个：心理护理的实施者（护士），心理护理的接受者（病人），护士掌握的心理护理知识和技能，以及病人的心理问题。这四个要素不仅发挥其独特作用，且相辅相成，共同完善心理护理实践。首先，护士良好的职业心态是确保心理护理有效运转的关键。职业心理素质越积极，护士的主动性和创造力便越容易调动起来，实施心理护理的效能也越高。其次，病人的密切合作是有效实施心理护理的基础。在与病人互动的过程中，需要建立护患之间稳定和谐的信任关系，以得到病人的积极配合。再次，心理护理的专业化理论知识和技能为临床实践提供指南。仅凭护士的热情和经验，无法保证效果和得到让人信服的结论。心理护理系统化的知识，是实现护理方法科学有效的重要保证。最后，准确评估病人的心理状况是选择恰当的干预手段的前提。紧扣前述病人的心理需要，准确评估心理反应的性质、强度，并探究其主导因素，才能为病人选择既对症又对因的干预策略。

掌握心理护理的基本程序可以使临床实践更具有可操作性。心理护理程序应当是一个连续的、动态的过程，针对有需求的病人，选择适宜的干预策略，运行基本程序，以达到心理护理的目标。借鉴护理程序的学说，心理护理可以分为五个基本步骤。一是基于良好的护患关系，运用多种手段、全面系统地进行心理护理评估；二是对所得资料进行分析，确定心理问题及其原因，得出心理护理诊断；三是选用具体的心理干预技术，在目标的引导下，制订心理护理计划；四是将计划具体落实下去，进行心理护理实施；五是在实施计划的过程中及结束后，比照目标，对病人的认知、行为的改变，以及总体健康状态进行连续、系统的判断，以完成心理护理评价。在心理护理的临床实践中，坚持执行基本程序，是达到心理护理的效果和目标的重要保障。

潘潘和护士长对待张阿姨的不同方法，所带来的不同成效，对临床心理护理干预有何启示？

本案例的焦点在于如何帮助张阿姨进行心理调适，减轻负性情绪反应，改变适应不良的行为，使其能够配合治疗，得到更优的健康结局。从案例中可知，潘潘所采用的心理干预技术似乎没有达到预期的效果，而护士长的帮助为张阿姨带来了显著的改变。**要分析不同成效的原因，首先需要解析潘潘和护士长分别采用了什么样的心理干预技术。**潘潘为张阿姨解释治疗方案，采用了信息支持的手段。个体的心理状态和反应会受到知识、信息、信仰的强烈影响，实施基于信息支持的心理护理能够通过向病人传输知识，来帮助他们产生符合现实的期望，减少因信息缺乏而带来的恐惧和压力，引导他们有效地参与治疗和自我管理。此外，潘潘尝试诱导张阿姨宣泄压力，使用的是情感支持的技术。该技术通过鼓励、倾听、反馈，促进病人情感的表达，并给予支持和关怀，以帮助病人更加舒适地度过其情感过程。由此可见，**潘潘采用的两种技术，均是在传统的"消极心理学"的工作范式指导下，围绕病人的缺陷和问题，以"专家""教育者"的身份处理病人的健康需求。**而与她不同的是，**护士长是从张阿姨丰富的疾病管理经验和良好的社会支持网络出发，有选择地关注了病人在行为、态度中的积极的一面，以"协助者""支持者"的角度，帮助病人利用其自身的积极因素促使积极变化的产生。**这种以个体的潜力和价值为核心的积极关注技术，最终为张阿姨带来了显著的改变，成为其康复的动力之源。

两种方法的不同成效所带来的启示在于，面对临床心理问题，应选用恰当的心理干预措施，并在心理护理理论和技术的指导下，规范地开展实践，才能充分发挥其效果。随着社会环境大背景下对人本主义、整体护理观念的呼唤，心理护理的研究视角不断被拓展，研究人类自身力量的积极心理学逐渐成为一股重要的新思潮，值得更广泛的应用和实践。

聚焦解决模式在积极心理学理念的指导下，重在协助个体发掘自身潜在的力量，助其更加积极、全面地认识内外环境中的可用资源，增强其主动应对问题的能力。它将焦点集中于"什么是有用的"，而不是"为什么会有问题"，在充分利用个体优势的基础上构建行动方案，以达到预期的结果。聚焦解决模式尤其适用于包括慢性病病人、康复病人在内的需要促进个体主动参与自我管理的心理干预。它具有系统化流程和规范技术，能够很好地指导心理护理实践，帮助张阿姨获得更好的健康结局。该模式通常包含以下几个阶段：

1. 描述问题 该阶段给予病人描述问题的机会，但不会对问题的本质和严重程度挖掘太多的细节，而是了解病人为解决这些问题做过哪些努力，以增强他们改变自己的信心。

2. 设定目标 该阶段是与病人一起探讨，在问题被解决之后，他们的状况会与现在有什么不同。以病人具体可行的描述作为心理护理要达到的目标。

3. 探索例外 该阶段是发掘个体优势的核心步骤，需要护士与病人细致的讨论，在过去的生活中，问题不那么严重或者没有发生时的状况。进一步探索是哪些因素促使了这种例外情形的发生，以引发病人主动思考如何能够在接下来的生活中让这种例外继续发生。

4. 给予反馈 该阶段是谈话结束之时为病人提供的一些信息，包括称赞和建议。称赞是为了肯定病人已经拥有的解决问题的优势和资源，以增强他们实现自己预期目标的信心。建议是基于病人当下的情况，指出他们可以更多地做什么，或者尝试某些不同的做法，提升成功的机会。

5. 评估进步 该阶段作为心理护理的评价阶段，是与病人一起讨论他们在探索自己满意的解决办法的过程中进展如何。护士应当对于病人不管何种程度的进步均给予充分的肯定，并且协助病人向着自己期望的目标继续前进。

（二）社区护理学分析

从延续护理的角度来说，张阿姨出院之后，社区卫生服务中心应当采取哪些措施促进她的身心健康？

张阿姨出院后面临的主要健康问题是脑卒中的康复。自1996年被纳入我国慢性病监测项目之后，脑卒中已经成为社区卫生服务重点管理的慢性非传染性疾病之一。由于脑卒中病程长，不易治愈，在疾病缓慢进展过程中可能出现各种功能障碍使得病情加重，因此需要长期的健康指导及康复训练。社区康复旨在社区和家庭的层面上，通过多部门合作，满足病人多方面的康复需求，对于改善他们的健康状态、促进自我护理能力、提高生活质量具有重要意义。

对于社区脑卒中病人，首先应当建立个人健康档案和家庭档案，定期随访，提供针对性的康复护理指导和功能锻炼方法。定期评估病人的机体功能状况和用药情况，与病人及其家属共同制订康复计划，帮助其掌握常用的康复护理技术，尽可能地减少后遗症和并发症的发生。同时，也应当关注病人及其家属可能出现的心理问题，阐明保持良好心理健康状态的必要性，帮助其消除悲观失望急躁的情绪，向病人介绍一些恢复良好的例子，树立康复的信心。此外，还需协助加强病人的社会支持水平，鼓励家属配合病人的康复治疗，介绍病人参加社区脑卒中病人俱乐部，并设法丰富和充实他们的精神文化生活，提高其生活质量。

从国家宏观政策的角度出发，2015年11月17日，国家卫生计生委、国家中医药管理局印发了《关于进一步规范社区卫生服务管理和提升服务质量的指导意见》，该意见指出，随着社区居民对卫生服务需求的持续增加，社区卫生服务应当转变模式，加强签约医生团队建设，推进基层签约服务，建立契约式服务关系。签约医生团队应当掌握辖区居民主要的健康问题，开展健康教育和健康促进、危险因素干预和疾病防治，实现综合、连续、有效的健康管理服务。

实务指导

在本案例中，为帮助张阿姨更好地接受医疗护理过程，激发她主动参与到自我康复的疾病管理活动中来，潘潘可以在心理护理基本程序的指导下，具体采用聚焦解决模式的干预技术，为张阿姨开展个体化的心理干预，主要包括以下五个步骤：

1. 心理护理评估 在扎实的技术、热情的服务、耐心的沟通等基础上建立良好的护患关系。可使用观察法、访谈法，了解张阿姨的苦恼，发现她的问题。但不深究这些问题的原因，而是关注张阿姨有没有为解决问题做出过努力（聚焦解决模式—描述问题）。例如，当她主诉自己对家人有内疚感时，潘潘应当关注的是"你用了什么方法来减轻这种内疚感？效果如何？"该阶段进行的问题式谈话，为下一步开始解决式谈话奠定基础。

2. 心理护理诊断 在完成评估的基础上，形成护理诊断，做好记录。

3. 心理护理计划 包括选择心理护理目标，和制订心理护理措施。基于聚焦解决模式的干预技术，潘潘首先与张阿姨一起畅想，问题如果得到了解决会怎么样（聚焦解决模式——设定目标）。提问的方式可以是："假设您手脚可以活动起来了，会与现在有什么不同呢？"张阿姨可能会提到，那就可以自己用餐、可以去花园散步、自信心提升、心情变好了等，这些都可以成为心理护理的目标。接下来，潘潘可以继续引导张阿姨回想，在肢体活动障碍没有发生的时候，她是如何管理自己的健康的（聚焦解决模式——探索例外）。尤其对于张阿姨这种老病友，有着丰富的管理糖尿病的经验，值得深入挖掘在疾病管理过程中显现出来的个体资源和优势，可以作为对抗当前问题的重要力量，构成行动方案的核心内容。

4. 心理护理实施 基于以上目标的选择和例外情形的分析，为张阿姨的行动方案提出具体建议。关注实施的情况，为张阿姨随时提供帮助和鼓励（聚焦解决模式——给予反馈）。

5. 心理护理评价 比对张阿姨的预期目标，评价进展情况。通常可采用刻度化的提问，如"假设你期望的最佳状态是 10 分，你之前的状况是 1 分，你觉得现在的状况是几分？"只要张阿姨觉得有进步，无论程度大小，都要给予她充分的赞扬，并协助她继续朝着最佳状态前进（聚焦解决模式——评估进步）。

（雷　阳）

第三节　学习与思考

案例一、强将手下一定无弱兵吗

案例概况

小霞是某三甲医院外科重症监护病房的一名主管护师。入职 7 年来她一直热爱工作，勤奋努力，最近却陷入了苦恼之中。起因是在半年前，她由普通病房被调入了重症监护病房。工作环境和工作性质发生非常大的变化,最纠结的是,她觉得很不适应"太严厉的护士长"。护士长是出了名的不苟言笑,对培训和护理质量抓得很紧。小霞觉得上了一天的班,很疲惫,护士长没有肯定和鼓励,只是"挑毛病":这个病人引流管没有固定好,那个病人体位不舒适,还有那个病人血管活性药物没有及时巡视……小霞是爱面子、自尊心极强的人,被护士长当众批评过后心里很不舒服,而且越是紧张越觉得做不好,以至于一想到上班就烦,休息时间的各种培训也不愿意参加。以前工作顺利的她,最近低级错误频频发生:忘记留标本,跟张三讲起了李四的术后护理要点……挫折让小霞非常自责,她像"换了个人",在科室里寡言少语,晚上睡不好觉,人也清瘦了很多。

问题焦点

1. 导致小霞心理问题的主要原因有哪些?
2. 一名合格的护士应当具备哪些心理素质?
3. 如何维护护士的心理健康?

案例二、病人张先生的"不定时炸弹"

案例概况

张先生是一位中年男性,平日体健,只是偶感头痛。健康意识良好的他还是决定做个检查,找找头痛的原因。神经内科的医生给他安排了头颅CT检查,结果发现有个直径5mm的颅内动脉瘤。医生告诉他,颅内动脉瘤是个发病率并不低的疾病,需要尽早治疗,因为动脉瘤一旦破裂,会导致剧烈头痛甚至生命危险,可以称为是颅内的"不定时炸弹"。医生还告诉他,介入治疗是创伤小、恢复快、并发症少的治疗办法。张先生和家人商量后,很快就决定到省城的大医院进行介入治疗。接诊医生了解了他的病情,很快便让他办理了入院手续。整个过程看起来非常顺利,不料在住院第二天,张先生强烈要求管床医生给他办理出院手续,任何人劝解都无效。过了大约1个月,他再次来到专家门诊要求进行颅内动脉瘤的介入治疗,然后再重复上次的过程，不说原因，坚决要求出院。再1个月后，当张先生再次出现在神经介入专家门诊时，主任请来了医院护理部心理护理专项组的组长，希望对病人进行心理评估和干预。经过了心理小组指导病区护士进行的心理护理，这次张先生真的就留下来做了他"梦寐以求"的介入治疗，成功地消除了颅内的"不定时炸弹"。

问题焦点

1. 是否需要对所有住院病人进行心理评估？应采取哪些心理量表或者定性评估方法？
2. 对于"恐惧"的病人，有哪些心理护理的方法可以帮助他？
3. 如何评价临床心理护理的效果？

（王雪梅）

第三章　修养——护理之美

第一节　理论精要

➕ 重要概念

（一）护理礼仪

礼仪是人们在社会交往活动中，为了相互尊重，在仪容、仪表、仪态、仪式、言谈举止等方面约定俗成的，共同认可的行为规范。对个人来说，礼仪是一个人的思想道德水平、文化修养、交际能力的外在表现。护理礼仪属于职业礼仪的范畴，是护理工作者在护理职业实践中基于尊重病人而普遍遵循的文明行为准则或规范的总和。护理礼仪既包括一般社会交往礼仪的内容，又融入了护理职业的特殊要求与特点，它既是护士个人修养和职业素质的外在行为表现，也是护士职业道德的具体要求。亲切、端庄、纯洁、文明的形象、语言和动作，传达着人文护理的内涵，这种礼仪之美包含深刻的社会内容和丰富的护理信息，既能够让病人对护理人员产生信赖，也浓缩着医院的整体形象，体现着一个病区乃至医院的总体人文建设水平。

（二）护理沟通

沟通指人们运用语言或非语言符号系统进行信息、意见、知识、态度、思想、观念以至情感等方面交流分享的过程。护理工作中的护患沟通有着非常重要的作用，良好而有效的护患沟通能够促进护患间的彼此了解与信任。护理沟通包括语言沟通和非语言沟通。**语言沟通**是指以语言、文字、符号所进行的沟通，是最常使用的沟通方式。护士进行语言沟通时应注意规范性、情感性和审慎性。**非语言沟通**是指以非自然语言为载体所进行的信息传递，包括运用身势语、界域语、体触语等非语言性沟通技巧与病人进行有效的沟通，是不可缺少的辅助沟通形式。护士进行非语言沟通时应注意适当运用表情、体势、眼神、触摸以及空间距离。

良好的沟通能力和技巧反映着护士内在修养，能够给人以春风化雨般美的感受。礼貌的用语、亲切的目光、得体的表达，可以让病人感受到被尊重、被关心、被理解，产生安全感和信任感，帮助病人释放压抑情绪，同时也能够帮助护士更好地发现问题，及时地加以解决，保证护理工作的正常进行。护患双方感情上和心理上相互沟通，相互了解，既有利于提升护理质量，也让护理人员得到病人的认可，融洽护患关系。

（三）护理技能

护理技能是指护士在对病人进行治疗与护理过程中所必需的专业操作技术能力，以规范性、程序性、整体性为其特点。不能把护理技能简单地看作纯技术，它在护理实践中能够使病人乃至更为广泛的人群产生审美感受。护士在具体工作中技术娴熟、手法准确、动作敏捷、忙而不乱、有条不紊，能够让病人消除紧张不安的情绪，产生充分的信赖感和安全感，并通过规范熟练的操作技术过程使人产生韵律美、协调美、节奏美的审美感受，心情愉悦，轻松温暖，更加主动配合治疗，促进护患和谐。

重要理论

（一）护理修养

修养是通过个人努力和社会化过程，由训练和实践而获得的个人品格和必要能力。护理修养是护士思想、感情、道德、人文、美育等内在素质修炼及其外在综合体现。它是护士经过专业化培训，护理环境熏陶，个人潜心修为，不断提升自我而达到的状态，对提升护理质量，沟通护患关系，有着非常重要的作用。护理修养的提升既有个人的努力，也是一个社会化过程。护士个人必须通过人与人之间的交往，特别是在护理职业的社会关系交往中使外在于自己的职业行为规范、准则，内化为自己的行为标准，这是从事护理职业的基础。随着经济社会的发展进步，人们已经从单纯物质需要转变为更丰富的精神生活需要，对护士要求也从满足病人生理需要转变为满足情感和尊重需要。护理修养在满足病人多元需求中起到越来越重要的作用，体现在护理礼仪、护理沟通、护理技能等方面。

（二）护理美学

美学是以人类审美理论和实践为研究对象的学科，审美活动是以一种审美的眼光看待人类活动与自然世界的认识、理解、感知和评判，它能给人带来愉悦和满足。护理美学将护理学科的知识、技术与关怀的内涵通过赏心悦目的外在形式加以表现，使护理对象的身心获得愉悦，满足对美的需求。护理工作本身就是创造美的一种活动，护理美学渗透在护理工作中的每一个环节，使病人得到美的护理和美的享受，产生轻松愉快的心情，有利于病人早日康复。护理礼仪之美、护理沟通之美、护理技能之美就是基于护理职业和工作实践给人们带来愉悦的审美感受。

（三）护患关系

护患关系是指护理实践活动中，护士与病人之间确立的一种人际关系。护患关系是一种工作关系，建立良好的护患关系是护士职业的必然要求。良好的护患关系，能有效地减轻或消除病人来自环境、诊疗过程及疾病本身的压力，有助于治疗和加速疾病的康复进程。在护患关系中，护士处于相对主动地位，护士的态度和行为对护患关系的建立与发展起决定性作用。护理对象本身是有着审美意识和审美要求的人，包括护理礼仪、护理沟通、护理技能在内的良好护理修养，能够唤起他们对美的向往和满足，以良好的心理状态接受治疗和护理，构建起和谐的护患关系。

理论实务

护理之美体现在护理礼仪、护理沟通、护理技能的修养上，护士应当通过护理修养的不断提升，使护理工作成为美的过程、美的化身，在病人就医时带给他们审美感受，从而体现整体护理要求，展示人文护理魅力。护士在工作中应当注重仪容仪表，以美丽端庄的外貌、亲切自然的态度、有效的情绪管理，营造美好的护理人际环境。以准确规范而又通俗的语言，以及大方得体的非语言方式与病人进行真诚的交流沟通，注入职业情感，尊重病人权利，保护病人隐私，传递对病人的人文关爱之美，促进护患和谐。护士承担救治和护理病人的任务，护理技能修养是护士完成救死扶伤使命最本质的要求，是诠释白衣天使形象的最生动语言，要加强操作技能的学习训练，以"熟、快、准、稳"的操作技艺之美，消除病人及家属不安情绪，赢得信任，高质量实现护理目的。

（王素英）

第二节　案例解析与实务

案例一、带着"火药味"的术前宣教

案例概况

在普外科病房里,护士小曼正在为次日做腹腔镜手术的张阿姨进行术前宣教。"姑娘,明天的手术要花多少钱呀?"还没开始,张阿姨就迫不及待地问小曼手术费用的问题。小曼说:"腹腔镜手术一般在4万~8万。"张阿姨觉得农村一年收入才五六万,做个手术都搭进去了,现在医院收费太高。小曼答复说:"医院也是有投入的嘛,所以会有收费了。"

小曼接着读完术前准备和注意事项,转身就要走。张阿姨说:"护士你读得太快了,我什么都没记住,而且我现在特别不舒服,头晕眼花,会不会影响我明天手术呀?"小曼则说:"就这么点东西都记不住吗?这张宣教单你拿着仔细看看吧!刚刚量血压了吗?"张阿姨道:"下午2点量血压好像是160/100mmHg吧,医生给开了降压药,但还是不舒服,可能和我昨晚一直担心手术所以没休息好有关吧,护士,你说会不会影响……"小曼答道:"不就是个微创手术,有什么可担心的!况且是我们主任主刀,他可是腹腔镜手术的专家!血压这么高,过半小时后叫我们再量一次。今天一定要早点休息,别胡思乱想,高血压是会影响手术的!"小曼不耐烦地打断张阿姨。

说完小曼就走了,张阿姨一个人在病房里越想越害怕,偷偷地抹起了眼泪。

问题焦点

1. 护士小曼与张阿姨沟通障碍产生的原因是什么,应该如何解决?
2. 小曼在与病人沟通中有哪些不恰当的地方?她应该如何正确有效地进行护患沟通?
3. 处于病人角色中的张阿姨有哪些心理特征和需求?

理论导读

护患沟通是指医疗机构护理人员在日常护理工作中，与病人及亲属就诊疗、服务、健康及心理和社会相关因素，主要以护理服务的方式进行沟通交流，它构成了单纯医学科技与护理综合服务实践中的基础环节，发生在所有医疗机构每次护理服务活动中，是护理活动的主要构成。

阻碍护患沟通的因素较多，其中**思想观念**、**知识结构**、**利益调整**及**权力分配**4个方面的因素是医患沟通的主要障碍，理解这些障碍所在对于澄清思想误区，有效开展护患沟通有着重要意义。

护患相处中，如何在各种情况下实施正确的护患沟通方法，必须遵循护患角色的特征和护理工作的性质。由王锦帆教授基于以人为本的医患沟通新理念，契合医患双方的特征，综合国内外成功的方法和经验，并结合中国国情提出 GLTC 医患沟通模式，主要包括四个方面，即医方示善（goodwill）、医方倾听（listening）、医患交流（talking）、医患合作（cooperation）（图3-1）。在临床工作中，GLTC 模式也可以应用于护患沟通各环节，包括采集病人信息、护患交流、讨论问题及处理护患矛盾和纠纷，形成一个良性沟通循环圈。

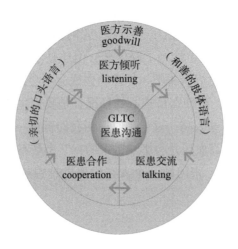

图 3-1　GLTC 医患沟通模式

点评分析

本案例问题焦点的前两个问题属于护患沟通的障碍产生原因及沟通技

巧，需要运用医患沟通原理与技巧进行分析；第三个问题涉及病人入院后的心理特点，需要运用心理学的理论与知识分析。

（一）护患沟通分析

护士小曼与张阿姨沟通障碍产生的原因是什么，应该如何解决？

沟通障碍产生的原因：由理论导读可知沟通障碍主要有4个原因，结合本案例，思想观念及知识结构两个方面是产生护患沟通障碍的主要原因。

思想观念的差异及解决方案：差异主要体现在双方对在市场经济条件下医疗卫生服务性质的认识分歧，小曼认为医疗卫生服务是公益性的，但也是市场经济的组成部分，需要较高收益来维系生存和发展。张阿姨则认为，医疗卫生服务应始终是公益性和福利性的，医院应无条件为病人救死扶伤，不能收费太高。解决这种思想观念的差异，小曼不宜与张阿姨争论医院收费高与低的问题，因为这不是寥寥数语就能够达成共识的。小曼应该向张阿姨解释收费的用途，使其明白医院仍以公益为主，以得到其理解，比如，可以解释费用包括手术机器和器械的折损费，目前一套设备都耗费成百上千万，因此成本很高，而且手术费用是经过物价局统一定价的，医院没有乱收费。

知识结构的差异及解决方案：知识差异是护患信息不对称的重要方面。护士受过系统的护理学教育和技能训练，具有较丰富的医学知识，又有护理实践的经验，在护理疾病、维护健康方面有着知识上的优势。而病人或者家属对自身、对疾病、对健康方面的知识水平有着很大差异。即便有部分人接触过医学和健康知识，但也比较表层，而且缺乏系统性，因此，护患沟通的信息基础十分薄弱。另外，传统基础教育和护理学教育不太重视人文教育和实践，护士的人文社会知识明显不足，人文实践能力欠缺，不能满足现代社会广大人民群众所迫切需要的人文关爱。为解决知识结构的差异，小曼首先要学会人文关怀，理解张阿姨由于医学知识缺乏导致不能完全理解宣教单内容，由于对手术恐惧而影响了睡眠。对于术前准备的内容，小曼应该用通俗且易于理解的语言向张阿姨讲述，而不是照着宣教单读；当张阿姨表示她对手术感到恐惧时，小曼不应该表示不理解病人的恐惧情绪、责怪她胡思乱想影响睡眠，这种做法不仅不能帮助病人缓解紧张情绪，反而加重其焦虑。小曼应该对此表示理解，并询问其担心哪些问题，利用自己的专业知识消除病人的顾虑，从而促进其睡眠。

小曼在与病人沟通中有哪些不恰当的地方？她应该如何正确有效地进行

护患沟通？

小曼可以运用理论导读中的 GLTC 医患沟通模式进行科学、有效的护患沟通。

首先是**医方示善**。沟通过程中，护士应该主动表达善意，用和善的肢体语言（行为动作和表情语气等），伴以亲切的口头语言，使病人及家属感受到温馨、安全、尊重及诚意的氛围。但本案例的小曼护士缺乏示善，张阿姨提出质疑后，她立刻予以强硬的口吻反驳；张阿姨由于手术紧张导致睡眠不佳，她用责备的语气警告病人不要胡思乱想。为使沟通有效地进行，护士小曼应该做到语言亲和得体、选择尊敬的称呼、践行基本的礼貌，对病人的疑虑给予合理、循循善诱的解释，当病人表示紧张时给予合适的安慰。

其次是**医方倾听**。倾听是护士了解病人信息的主要途径，护士若不了解病人的关键信息，会使病人的信任度降低，因此准确理解并掌握病人重要信息很关键，对护士的基本要求是全神贯注接收病人的信息，其次是不随意打断病人。本案例中，张阿姨表述身体不舒服时被小曼打断，影响了双方的沟通。小曼应该认真倾听，关心病人的问题，找到一个解决问题的切入点，倾听的同时适当给予反馈，可发"嗯""哦"等声音或身体前倾、保持恰当目光接触，但要注意以尊重为前提、适度得体和因人而异。

医患谈话是护患沟通的主要环节，需要综合运用人文言行与医学思维的多种技能，如讨论选择、鼓励语言、抚触肢体、暂避难题、聊天等。日常聊天内容可包括家常、爱好、时事等病人感兴趣的良性话题，既有助于护患相互熟悉和信任，也有助于减轻病人的心理负担，小曼显然在平日里并未重视和张阿姨的聊天，导致双方不能相互理解和信任。暂避难题是指，在护患交流中遇到难以回答和解决的问题时，要保持平稳情绪，绝不能激化矛盾，采取暂避难题的策略换位思考说明不利于病人的因素，或医院条件的限制，或转移同事来处理，或向上级汇报。小曼与张阿姨关于手术费用产生矛盾时未采取暂避难题的策略，以咄咄逼人的态度反驳，激化了矛盾。鼓励语言是指护士用鼓励、表扬、肯定、同情和乐观的语言满足病人精神抚慰的需求，"良言一语三冬暖"，护士的鼓励对病人来讲就像药物一样可以治疗其紧张、焦虑，张阿姨由于心理负担重，最需要心理支持，小曼却未进行适宜的鼓励。抚触肢体的适宜方式主要有握手、搀扶、轻抚肩臂手等，尤其对于老年人和孩子。病人身心都是柔弱的，护士对病人肢体亲切安抚是病人需要的；但是在张阿姨无助地表示身体不舒服时，小曼并未通过抚触肢体安慰她。

医患合作是指护患双方通过前三个阶段的沟通建立了互信关系，针对冲突达成了一致，护士在病人的配合下，以主导的姿态和负责的行为实施护理服务。本案例中小曼在与张阿姨的沟通过程中，"示善、倾听、谈话"所有环节均有失误，造成护患合作失败，换言之，若小曼做到主动示善、用心倾听和巧妙谈话，护患合作便会水到渠成。

（二）心理学分析

处于病人角色中的张阿姨有哪些心理特征和需求？

临床实践和心理学研究证明，疾病打乱了病人的正常生活，破坏了心理平衡，对病人的适应能力提出较大的挑战。护士若疏忽对病人的心理引导，会导致其自我评价乃至人格特征都发生不同程度的变化；若了解病人的心理特征和内心感受，有针对性地进行沟通，则会产生更积极有效的作用。

针对本案例，张阿姨的心理特征为焦虑和依赖。焦虑产生的原因是病人对潜在的、可能的躯体完整性受到威胁而产生的恐惧和忧郁，这种不良情绪反应往往会持续到其心理再度达到安全稳定为止。焦虑常表现为生理反应，如心率加速、血压升高、呼吸加快、面色苍白、口舌发干、尿频尿急等，以及不良的心境，如睡眠障碍、食欲缺乏、易怒等。张阿姨进入病人角色后产生被动依赖的心理状态，产生的原因是当病人生病时会受到家人和周围同伴的关心照顾，并且通过自我暗示变得被动、顺从、依赖、情感脆弱，内心希望得到更多的关心和温暖。

基于张阿姨的心理特征分析，其心理需求包括安全与康复的需求、对病情知晓的需求、合理的医疗支出的需求以及尊重和关爱的需求。首先，早日恢复正常的生活，脱离病人角色的束缚，是医院和病人的共同愿望，护士要帮助病人了解治疗的安全性和副作用，减少恐惧心理，树立合理的预期，有利于护理工作的顺利进行。其次，处于疾病状态的病人，面对陌生的环境和未知的结果时，需要大量的信息来构建认知、形成评价，知晓伤病相关准确信息是令病人相当担忧和焦虑的，因此，护士需要提供病人所需的疾病相关诊断结论、护理方案、预后结果、康复指导、医疗费用等翔实信息，以帮助他们做好充分的心理和相关准备。再次，病人需要在医务人员的指导和帮助下，根据疾病情况、经济能力、预后等综合判断，做出适合自己的选择，支付合理的医疗费用，减少不必要的开支，节约社会资源。最后，最重要的一点是要满足病人尊重和关爱的需求，疾病状态使病人的社会参与能力受到影响，弱者的位置会加大病人对自己身份的自卑感,此时尤其需要他人对自己病痛的理解、同情和支持。这时,若病人与护士建立起良好互动的护患关系,会有利于治疗。得到公平的、适当的关注与尊重,是病人第一位的心理需要。

实务指导

小曼的上级护士小艾老师晚上交班时看到张阿姨在哭,便主动询问,经过一番沟通,帮助张阿姨完成术前准备,也安抚了她的焦虑情绪。小艾老师在 GLTC 理论的指导下,经过示善、倾听、交流和合作四个阶段,运用的沟通技能及具体过程见表 3-1。

表 3-1 正确的沟通技能与过程

GLTC	核心沟通技能	具体应用技巧	在本案例中的应用
示善	初步稳定病人情绪	找一个有利于沟通的环境,如安静舒适的办公室或会议室;用积极正面的态度面对病人的不良情绪,并表示会立即为其处理	将张阿姨扶到一间安静的、单独的办公室并坐下
	做好自我保护措施	沟通环境中不能有易造成伤害的物件,如刀具、玻璃器械等;用固定不能移动的凳子;护士坐靠门边的位置;用纸杯为病人倒温开水等	让张阿姨坐下,用纸杯为其倒上一杯温开水,注意检查周围环境的安全。本案例初步判定是由于张阿姨担忧手术安全引起的焦虑情绪,小艾采用解释以缓解焦虑的方法,如用形象的比喻告知张阿姨腹腔镜手术如何进行,危险系数很小,她想象的严重后果几乎不会出现,有效安抚其情绪
倾听	让病人适当发泄并初步平息不满情绪	根据引起情绪原因和对病人性格特征的初步了解选择应用以下技巧:"转移法":采取措施缓解护患对立情绪(主动关心病人,询问病人高兴的事情);"批评法":对于无理取闹者,应用强硬的专业知识争取主动权,压制病人愤怒情绪	

续表

GLTC	核心沟通技能	具体应用技巧	在本案例中的应用
倾听	认真倾听,关心病人的问题,找到一个解决问题的切入点	倾听的同时适当给予反馈,可发"嗯""哦"等声音或身体前倾、保持恰当目光接触(目光接触范围应以双眼为上限,唇心为下限所形成的倒三角区域,若对视则时间不超过5秒);谈话时要保持水平位置,不要产生居高临下的感觉;按情况给予一些体触语(抚摸、握手、搀扶、拥抱等),但要注意以尊重为前提、适度得体和因人而异	本案例中,通过上一阶段的解释,张阿姨情绪虽有所稳定,但仍然未表示完全满意,无法入睡仍然困扰着她。小艾听后安慰张阿姨,所有病人手术前都会出现紧张的心理,提出和值班医生说一下情况,看是否能开口服安定,张阿姨表示有药物协助晚上一定能有好的睡眠
交流	正确使用提问技巧	适时给予礼貌性地打断,根据病人情绪诱导性的提问,应用"引导法"把握好谈话节奏,鼓励其在最短时间内说出想解决的关键问题,如"这个问题我们一会儿再聊,现在主要是关于……"在病人正情绪激动时多用封闭式提问,情绪缓和时多用开放式提问	
	应用共情技术	确认并理解性回应病人的感受,如用自己的语言重复解释病人的感受,必要时礼貌的让病人解释自己的意思,对病人的感受表示理解,并在心里总结思考应对病人问题的方法,表情严肃沉稳,态度亲切友善	张阿姨(沉默了一会儿后,便又拉着小艾说):"我觉得你们手术费用太高了,要是在家里吃点药就能好起来,根本没必要来花冤枉钱,我知道医院都是逮到一个宰一个。"理解张阿姨焦虑的另一个原因是觉得手术费用太贵了,缺乏对医院的信任

续表

GLTC	核心沟通技能	具体应用技巧	在本案例中的应用
交流	尊重病人,应用共情技术,建立建设型伙伴式合作性关系,争取共同参与制订解决措施	注意真诚的态度,语言清晰简洁,适时停顿给对方反应的时间,随时关注病人的情绪,多用安慰性、鼓励性语言。正确采取感化病人的措施,多给予关心、疏导、平息愤怒情绪,取得相互信任理解	本案例中小艾得知张阿姨对手术费用太高不满意,可针对性地应用自己所学的专业知识进行相对比较详细的解释,如手术过程中的医疗器械等成本很高,解释时语言要通俗易懂。告诉病人手术治疗可以延缓疾病进展,不仅病人会少受痛苦而且也会节约更多的钱。在解释的同时要对张阿姨一些真实的想法和困难表示理解,并让其知道医院其实越来越正规化,医务人员都是以病人为中心,且不能忽略病人,说一些安慰病人有助于缓解其痛苦的话和做一些安抚动作
	从专业的角度做理解性引导性的解释	"引导式解释法":若有自身错误或失误引起病人不满的,要给予适当道歉和运用专业知识引导性解释,取得病人(家属)理解(这件事给您造成了不愉快我们深表歉意,之所以会出现这个情况是因为……,我们做这个检查或治疗的目的是……)	
合作	共同制订和确认解决方案,并保证进一步的行动	对病人愤怒的问题立即给出解决方法,并取得病人认同。尽最大的努力以最快的时间完成,让病人满意,对不能马上解决的问题,以真诚的态度请病人理解	针对本案例,取得张阿姨理解以后,主动去找管床医生,让医生根据病人的病情和第二天的手术情况,下达口服一粒艾司唑仑的医嘱,帮助睡眠。小艾及时取药帮助张阿姨服下,最后告知一些疾病相关的注意事项,并对张阿姨理解支持医务人员工作表示感谢,欢迎其多提意见。经过以上沟通过程,病人不但不良情绪消除,对医护处理程序表示理解,而且获得很多医学知识,对医院和医护人员有了全新的认识,对于普遍改善医患关系起着积极关键作用
	确认病人有无其他问题	病人提出的问题解决后,询问是否还有其他可以提供帮助的问题,以消除病人其他顾虑	
	与病人建立发展性的相互支持关系,沟通结束时对病人表示感谢	结束时给予病人所需疾病治疗知识、护理措施的支持,让病人多了解医院、了解疾病,了解医务人员,使其提高自护能力,使护患关系长远健康发展	

(王蔚云)

案例二、因"夜班礼仪"而错失的年休

案例概况

护士小张，上班刚满 2 年，在这次夜班结束后便可开始年休，因计划出去旅游，于是和朋友约好做了美甲，心想上夜班，也不会被护士长和领导们看见。上夜班时，小张未洗去白天厚重的浓妆，且随意穿上一件被墨水大片浸染的护士服就去接班了。由于白天没有休息，病房病人的病情又都较稳定，小张在常规接完班，做完治疗后，便趴在护士站开始睡觉。这时，一位病人家属过来告诉小张说病人输液的手似乎有些肿胀，让护士小张过去查看一下。但小张却头也不抬大手一挥不耐烦地说，"知道了，知道了，你先把输液器关掉，我一会儿就过来。"小张进了病房，病人看到她浓妆艳抹却又有些邋遢的样子就感觉不像个职业护士，对她建立不了信任。小张处理完之后又语气生冷地说道："你们要给我好好注意点，输液的手不要随意乱动，别一会儿又给输肿了！"然后用脚打开病房门离开，关门时发出很大声响。第二天，病人及其家属将小张投诉到科室护士长那里，说小张从形象到语言都不像个护士。随后护士长将刚下夜班的小张叫至办公室谈话，小张也因此没能年休。

问题焦点

1. 护士小张的仪容、仪表、仪态是否符合护理礼仪规范？护理礼仪包括哪些内容？

2. 护理礼仪是否会对护患关系产生影响？护士应当如何增强礼仪修养融洽护患关系？

3. 科室应如何管理培养年轻护士礼仪修养？

理论导读

护理先驱南丁格尔对护士形象的定义和期许是："护士是没有翅膀的天使，是真善美的化身"。护理礼仪是护士在工作岗位上应当遵守的行为规

范，因此它具有浓厚的职业色彩和特点，其主要通过护士的仪表风范、语言规范、行为举止等各个方面表现出来，并融于职业行为中。**其显著的职业特征表现为：**

1. **规范性** 护理礼仪是护士必须遵守的行为规范，是在相关法律、规章制度的基础上，对护士待人接物、律己敬人、行为举止等方面规定的模式和标准。

2. **强制性** 护理礼仪中的各项内容是基于法律、规章和原则基础上的，对护士具有一定的约束力和强制性。

3. **综合性** 护理礼仪是护士职业素养的综合体现，是护理服务的科学性与艺术性的统一，是人文与科技相结合，是伦理学与美学等人文精神与护理专业行为的结合。

4. **适应性** 护理礼仪的适应性是指人们对于不同的服务对象或不同的礼仪具有的适应能力。不同文化制度的礼仪之间能够相互兼容和相互适应。

5. **可行性** 护理礼仪注重的是切实有效、可行实用。因此，护理礼仪需广泛运用于护理实践，并成为工作中的行为规范，受到护理对象的认可。

6. **传统性** 传统性是护理礼仪的重要特征。任何地区、任何民族或任何国家都有自己的传统文化。我国护理礼仪继承了中华民族的优良传统，并吸取了西方文化的精华，发展和完善为一套完整的体系。

良好的护理礼仪对于病人而言不仅可以密切护患关系，便于信息的交流与收集，同时还可以满足病人心理需求，促进早日康复。对于护士而言，良好的护理礼仪可以强化护理行为效果，提高护理质量。对于医院而言，良好的护理礼仪有利于宣传医院整体形象，加强竞争力。

点评分析

本案例前两个问题属于护理的礼仪修养，第一个问题的焦点主要涉及护理礼仪规范中的仪表风范与行为举止，第二个问题的焦点主要涉及护理礼仪规范中的言语规范以及护士自身礼仪修养，其均需运用护士人文修养学科知识与理论进行分析。第三个问题的焦点则主要涉及科室护理管理者怎样提升年轻护士礼仪修养，需运用护理管理学科的知识与理论进行分析。

（一）护士人文修养分析

护士小张的仪容、仪表、仪态是否符合护理礼仪规范？护理礼仪包括哪些内容？

要回答此问题，首先需要知道什么是护理礼仪以及护理礼仪包含的内容，然后据此回答小张的仪容、仪表、仪态是否符合礼仪规范。

护理礼仪：护理礼仪属于职业礼仪的范畴，是护理工作者在护理服务实践过程中普遍遵守的文明行为准则或规范的总和，护理礼仪既包括一般交往礼仪的内容，又融入了护理职业的特殊要求与特点，它既是护士个人修养和职业素质的外在行为表现，也是护士职业道德的具体要求，包括仪容、仪表、仪态三个方面。

仪容：面容修饰在仪容修饰之中举足轻重，护士面容修饰的基本要求是：自然美观、修饰得当。本案例中，护士小张上班仍是浓妆，且做了美甲，与职业妆容不符，容易让病人及家属产生距离感与不信任感。护士自然、亲切的妆容给人以健康、富有生机的美感，对病人来说具有美的感召力，其次也展现出护士的职业形象与自信。对于护士肢体修饰方面，要求护士定期修剪指甲，不留长指甲，不涂指甲油，以方便操作，且避免交叉感染。

仪表：护士良好的仪表主要通过护士着装体现出来。其基本原则是干净、整洁、端庄、大方、得体，符合护理工作的要求。在本案例中护士小张穿了一件被墨水浸染的护士服。而护士服作为护士工作时的着装，是职业的象征与标志，是在用无声的语言告诉病人：我是为你提供护理服务的护士。与此同时，干净整洁的护士服也展现出了护士的精神面貌，给病人以安静、安全、安定的感觉。

仪态：护士的体态礼仪主要从站姿、坐姿、走姿、蹲姿以及护理操作中的动作行为等各个方面体现出来。本案例中小张在做完常规治疗后便趴在护士站开始睡觉，给人以倦怠、懒散的姿态。在护士职业礼仪中对于护士坐姿要求是：端庄得体，落座时应坐于椅子的前1/2或2/3处，双膝并拢，两足自然踏地。坐定时应抬头挺胸，上身正直。另外，小张在为病人做完护理治疗推治疗车离开病房时，用脚将病房门打开，且在走廊发出很大声响。在推治疗车的礼仪中，要求护士夜间推动治疗车时，应尽量减少治疗车推动过程中发出的声响。进入或离开病房时，应先停车，用手推开门后，推车入室或离开，严禁用治疗车撞门。

此外，护理美学修养中指出，形象美是展现护士素质、增强病人信任感的必要条件。护士良好的形象代表着对职业的认同，是与病人及其家属接触时最重要的人际吸引方式，也是展示护士精神面貌和礼仪修养的重要标志，整洁的服饰、端庄的仪表、稳重的步伐、和善的眼神、微笑的面容、得体的行为举止，一方面增强了护士的职业自信，在病人面前树立了威严，另一方面增强了病人的信任感和安全感，树立了战胜疾病的信心，促进康复。因此，作为一名优秀的护士具备良好的仪容、仪表、仪态是十分必要的。

护理礼仪是否会对护患关系产生影响？护士应当如何增强礼仪修养融洽护患关系？

良好的护理礼仪表达的是对病人的尊重与关心，护士真诚友善的微笑，亲切体贴的话语，轻柔娴熟的操作，都能使病人产生亲切感、信任感与安全感，从而缩短护患之间的距离，建立融洽的护患关系。本案例中护士小张在与病人及其家属的交流沟通中，无论是说话的方式与内容，还是语气语调都缺乏职业情感。在为病人进行护理操作时，动作粗暴野蛮，不仅体现出一个可作为反面教材的礼仪修养问题，同时也违背了护理美学修养中的心灵美与语言美。而良好的护理礼仪表达是建立和谐护患关系的桥梁。

护士如何增强礼仪修养融洽护患关系，可从以下几个方面考虑：

1. 言语态度和蔼可亲 护士的言语与态度直接影响病人的情绪和治疗效果。护理美学修养中也指出语言美是改善护患关系，减少护患纠纷的直接条件。语言是护患之间沟通的桥梁，也是护理实践中促进和谐护患关系的重要保障。护士和蔼的态度、认真的倾听、恰当的语言，对病人来说是一种心灵的安抚。因此，护士在与病人进行交流时应做到语言轻柔、温和、语速平稳、语态诚恳，与病人接触时使用礼貌性语言，进行治疗时使用指导性语言，从而使病人在心理、精神上感到放松与尊重。

2. 操作技术轻柔娴熟 护理技术是构成护理服务质量的关键所在。人在患病后，既要忍受疾病的折磨，承担着巨大的精神压力，同时还要忍受各种治疗所带来的痛苦。因此，护士在进行各项护理操作时，动作应轻柔娴熟，尽可能地减轻病人的痛苦，增加病人的舒适感与安全感。

3. 护理服务主动周到 护士应该重视护理工作中的主动服务态度，这不仅是对病人心理护理和治疗的重要组成部分，也是护理美学修养中心灵美的体现。礼仪之本是尊重，护士应学会换位思考，多些关爱，及时了解病人的疾苦，对病人表现出深切的同情心和高度的责任感，设身处地地为病人着想，急病人所急，想病人所想，变被动服务为主动服务，为病人提供个性化、人性化的护理服务。尤其是在夜间休息或是外出检查等一些特殊情形下，护士更应该多巡视、多关心、多问候病人。

（二）管理学分析

科室应如何管理培养年轻护士礼仪修养？

护理职业礼仪的管理，不仅可以提高护理队伍优质服务的意识和护理工作质量，同时还是病人对护士服务态度满意度的重要手段。良好的护理礼仪无声地营造着完美的科室氛围，热忱的态度、优质的护理、饱满的精神面貌直接显示出科室的管理水平。因此，作为护理管理者如何管理培养年轻护士的礼仪修养问题值得思考与探讨。

学习型组织理论于1990年由彼得·圣吉提出，该理论认为学习型组织是通过培养弥漫于整个组织的学习气氛，充分发挥员工的创造思维能力而建立起来的一种有机的、高度柔性的、扁平的、符合人性的、能持续发展的组织。其包含五项基本修炼：①培养"自我超越"的员工；②改善心智模式；③建立共同愿景；④促进有效的"团队学习"；⑤形成"系统思考"。

作为科室管理者需重视建立学习型组织的重要性，并基于五项修炼在科室管理中大力营造学习氛围，提高年轻护士及其他人员的礼仪修养。

首先，在"自我超越"方面，科室管理者可对科室的年轻护士与新进护士定期举办专题讲座，通过规范化、标准化的讲解，观看教学片，形体表演示范与实操练习，以及心得讨论，评选礼仪服务之星等多种形式，使护士不断学习礼仪知识、提升礼仪修养。**其次**，在改善"心智模式"方面，深化年轻护士礼仪服务理念，让年轻护士认识到护理礼仪服务的重要性，主动学习与掌握护理礼仪的基本知识，并自觉地去遵守。**再次**，在建立"共同愿景"**方面**，确立共同建立充满礼仪修养科室的奋斗目标，鼓励年轻护士积极主动参与其中，将个人礼仪修养的提升与科室护理服务质量的改善相统一。**接着**，在"团队学习"方面，科室管理者应动员科室全体护士提升自身礼仪修养，共同为病人营造良好的住院氛围，提高病人满意度，构建和谐的护患关系。**最后**，在"系统思考"方面，培养年轻护士在护理活动中运用护理程序的能力，从生理、心理、社会、精神以及文化等方面系统地评估、护理病人，无声地将护理礼仪修养贯穿于整个护理过程。

实务指导

在本案例中,针对护士小张的问题,可从以下几个方面关注护理职业礼仪:

仪容仪表仪态: 小张应在工作之余积极主动学习护理礼仪相关知识,观看护理礼仪相关视频,提升自身礼仪修养。重视仪容仪表仪态的修饰,规范地穿着护士服、佩戴护士帽,保持护士服的清洁、整齐,肢体修饰清爽适宜。保持自身整体形象端庄整洁,给病人以美好舒适的感觉。

面对病人及其家属的诉求: 小张在病人家属寻求帮助时,应认真倾听家属的诉求并耐心给予回答,交谈时与病人及家属保持眼神交流,视线在同一高度,目光应亲切、柔和,使病人及其家属感受到护士的尊重以及对此次交谈内容的重视。

进行护理操作时: 小张在为病人重新建立好静脉通道后,应耐心地嘱咐病人及其家属输液的相关注意事项,安慰病人,并询问病人有无不适或其他需要,及时关心了解病人的感受。然后安置好病人的卧位,对于操作给病人带来的疼痛,给予适当的解释并表示抱歉。就病人和家属的配合,诚恳地表达谢意。

最后,加强对护理礼仪的学习,使对礼仪的理解不趋于形式化,而是延伸到思想文化的深度。重新认识定位自我,并养成良好的文明习惯,树立正确的职业观、价值观,按礼仪标准进行规范的服务,实现自身的职业价值。

(唐欣芝)

案例三、护士小王的喜和护士小李的忧

案例概况

病区里的病人一直都是那样的多,护士们都在岗位上忙碌着,认真细致地为病人进行治疗和服务。自从病区开展点名输液以来,小王显得尤为忙碌,病人总是喜欢点小王为自己打针输液,相比之下,小李就有点不那么受病人待见。按说两人的学历、资历都差不多,即使从容貌、气质上讲,也不相上下,从语言沟通、文明服务上小王也没有完全胜小李一筹。为什么小王

就那么受病人的欢迎呢？这个问题也让小李生出了烦恼。这主要在于小王的护理技能、操作技术乃至操作手法都在小李之上。她注射技术又稳当、又准确、又轻柔，整个过程从取药、开瓶、吸液、酒精消毒、注射到拔出针头，都似行云流水，一气呵成，看上去就让人感觉非常熟练，老成稳重，让人放心，过程中还有与病人的语言上沟通，或抚慰、或关切、或聊些琐事转移注意力，整个打针过程在有的病人看来是受罪的，但经小王操作就几乎感觉不到多少痛苦，从中可以体会到护理技能所带来的美感。小王不仅在打针的时候是这样，在其他护理操作上也是动作麻利、严守规范，接呼吸机、上心电监护、输液发药等，看上去总是有那么一种赏心悦目的感觉，这就是护理技术掌握到位，在实际工作中给病人和家属所带来的美的享受，这种享受也让小王自己感受到工作的乐趣。小王虽然经常被病人点将，工作上更繁忙些，但她的心里是充实而快乐的。而小李在操作上虽然也能够按照规范进行，但是总是显得有些手忙脚乱，不那么利索，看上去让人不大放心，虽然也没有出什么差错，但是病人时时透露出的怀疑眼神，让小李心里也产生丝丝不安。有时候，小李到了病房给病人输液治疗，病人却说"那个王一针在不在呀，我想让小王来打针"，这样的情况着实让小李生出烦恼。经过一番勤学苦练和老师辅导，最终，小李也成为著名的"李一针"了，小李尝到了由忧转喜的滋味，工作上更起劲了。

问题焦点

1. 护理技能仅仅是单纯技术意义上的概念，还是能够让病人产生美学评价的技能？进而言之，护理技能是一种差不多掌握了就可以的技术，还是需要精益求精，不断磨炼的追求？
2. 护理技能之美是否影响护患关系？
3. 小李烦恼的根本点在于护理技能的熟练程度，怎样才能受到病人的欢迎和好评呢？

理论导读

护理技能是护士在对病人进行治疗与护理过程中所必需的专业操作技术能力。以规范性、程序性、整体性为其特点。不能把护理技能简单地看作为纯技术，它在护理实践中能够使病人乃至更为广泛的人群产生审美感受。护士在具体工作中技术娴熟、手法准确、动作敏捷、忙而不乱、有条不紊，能够让病人消除紧张不安的情绪，产生充分的信赖感和安全感，并通过规范熟练的操作技术过程产生韵律美、协调美、节奏美的审美感受，心情愉悦，轻松温暖，更加主动配合治疗，形成护患和谐。

美学界有种观点认为"劳动创造美"。护理作为人类劳动形式，它的合规律性的创造活动，必然在过程和结果上产生美学效应。护理美是真善美的统一，当真和善相统一的内容，有机结合具体可感的美好形式和美好形象后，就形成了护理美，这里所说的美好形式、美好形象包括护理专业技能展现过程的形式、形象，是真善美的和谐统一。

点评分析

本案例的问题焦点在于对护理专业技能掌握程度是否会在病人方面产生美学评价，对护患关系是否产生影响？对护士职业发展是否也产生影响？要回答此类问题，既要对护理之美有全方位认识，也需要对护理技能之美深化认识。问题一需要运用护理技能美学的知识分析，问题二和问题三则需要联系护理技能与护患关系。

（一）护理技能美学分析

护理技能仅仅是单纯技术意义上的概念，还是能够让病人产生美学评价的技能？进而言之，护理技能是一种差不多掌握了就可以的技术，还是需要精益求精，不断磨炼的追求？

要回答此问题，首先回到护理工作本身的特性，其本身特性主要表现在护士面对各样病人，面临情况千差万别，但**要实现康复的目标，护理技能就必然蕴含了精细化的艺术特点，使人产生美学评价**。这样就能够清楚认识护理技能绝不仅是单纯技术操作意义上的概念。

南丁格尔将美学理念渗透到护理理论与护理实践之中，指出"人是各种各样的，由于社会、职业、地位、民族、信仰、生活习惯、文化程度的不同，所患疾病与病情也不同，要使千差万别的人都达到治疗和康复所需要的状态，本身就是一项最精细的艺术""护士必须区别护理病人与护理疾病之间的差别，着眼于整体的艺术"。南丁格尔把护理升华为艺术，对护理美学的形成与发展有着重要的影响，为护理美学学科的建立奠定了基础。

护理美学是一门以美学基本原理为指导，借鉴人文科学和社会科学等诸多学科的理论、方法和研究成果，从人、环境、健康和护理的角度出发，研究护理美的现象，护理审美的发生发展及其一般规律的科学。**护理美是护理理论、内容、技术、科研以及护理活动中所呈现出来一切美的总和**。包含以下几个方面：**一是护理本质与内涵的理性美**，体现在对生命、尊严、权利的尊重与维护；**二是护理学理论体系与结构中的科学美**，体现在科学思维的系统性、整体性、严谨性、规范性；**三是护理实践中展现出的感性美**，体现在护理人员的形象和技能方面。

依照上述理论，护理美是护理过程必然呈现出的追求，而**护理技能之美是护理美的重要组成部分**。案例中的护士小王在整个工作环节中既有操作上严谨细致的理性美，也有娴熟如行云流水的感性美，符合审美发生原理，应当作为护理工作的目标。所以对护理技能的追求是永无止境的，它是能够带来美学意蕴的操作流程和形态展示。

护士从进入职业之初就应当深化护理技能之美的认识，它是护士整体素质的全面体现，护士小李认为的那种护理技能差不多掌握了就可以的态度是不可取的。**护理具有艺术美**。艺术美是指各种艺术作品之美，是艺术家遵从美的法则，运用其审美观点，审美理想创造出来的蕴含社会生活本质规律，以及人们的理想愿望，并能给人一种美的享受的艺术形象之美，艺术美具有补偿、教育、净化、娱乐等多重功能，在美的领域中占有极其重要的地位。而护理技能同样能够使对象产生"天使"职业形象的心灵净化、身心愉悦的美学效果。护士在态度上、心理上、道德上对病人的良好意愿，最终都要通过专业技能来体现，过硬的护理技能将对病人的同情转化为救死扶伤的现实效果，其过程所展现的快速、精准、轻柔等技术动作一定给病人带来美的享受。

人贵在内在美，人的内在美是可塑的，人的美，贵在自我完善。护士应该注重培养高尚的品德，具备高度的工作责任感，丰富专业知识技能。仅有美的外表，而没有精湛的技术、高尚的职业道德，这样的护士是不美的。内在美是塑造护士职业形象美的基础，正如南丁格尔所说，"护士其实就是没有翅膀的天使，是真善美的化身"。内在美是外在美的灵魂，是做好护理工作的前提。小王护士之所以给人带来美感，是因为她的操作之美感染了病人，合目的性、合规律性在她的护理技能中得到真实的展示。

(二) 护理技能与护患关系

护理技能之美是否影响护患关系？

对于此问题的回答，还是要追根溯源至护理的目的。**护理目的在于病人康复，而良好的护患关系是病人康复的重要基础，病人出于对护理技能上的不信任，必然带来护患矛盾。**反之，符合护理技能美学标准的操作，则会带给病人信任，实现护患和谐，促进病人康复。

护患关系是因职业形成的社会关系，不可随意选择，在病人来就医时，护患关系就建立了。护患关系的主导方面是护士，建立良好护患关系是护士的职责，护士与病人的交往是一种职业行为，具有一定的强制性，护理人员都应该努力与病人建立良好的关系。护患之间相互尊重，彼此信赖，是完成就医目的的基本要求。娴熟的专业技能是保证护理质量的关键，若护理人员在与病人的技术交往中不遵守护理规章制度或护理操作规程，或护理操作技能上存在缺陷，不仅会影响护理质量，同时也会使病人产生不安全感，更谈不上愉悦感，从而失去病人的信任，影响护患关系。

小李烦恼的根本点在于护理技能的熟练程度，怎样才能受到病人的欢迎和好评呢？

案例中护士小李对护患关系的认识有正确的一面，即她能够考虑从态度上、语言上进行人文关怀拉近与病人距离，但是小李对护士技能本身的认识是不足的，总是有个"差不多"的心理，实际工作却是"差得多"。**护患关系产生紧张的原因有许多方面，而护理技能的不精不专是一个重要原因。**因护理业务水平不高而导致的护理纠纷经常发生。首先，由于护理操作技能不熟练，如静脉注射时多次穿刺不成功，插胃管时误入气管等，增加了病人的痛苦；其次，由于对现代先进仪器设备，如心电监护仪、呼吸机等操作不熟练，延误病人的及时治疗；另外，专业知识掌握不牢固，护理技术水平跟不上，病情变化观察不出来，病人疑问解释不清，使病人和家属产生抱怨情绪。

进入人文护理时代，必然要求从人的需求出发实施整体护理，而人的需求首要的就是对护理技能的需求。如果护士通过自己娴熟的护理技能帮助病人解除痛苦，并且在过程中还能让病人产生职业之美的感受，这才真正体现了人文护理精髓，而且会大大促进护患和谐。

护士娴熟的操作技能让病人产生赏心悦目的心理状态会带来许多有益作用。一是心理作用：使病人心旷神怡，感到欣喜，有利于心理平衡。二是精神作用：美的感觉唤起对生命的珍惜，对生活的热爱，激发病人与病痛作斗争的勇气和信心。三是生理作用：美感对机体的神经、循环、消化、内分泌等系统有影响，给病人带来诸多益处。**护士小王正是因为自己熟练的操作技能，融入了人文护理理念，实现了人文关爱的目的，所以受到广泛好评和欢迎。而小李护士在技术上的欠缺，即便是服务态度好、外在形象好也不能得到病人的认可。**

护士要在工作中展现专业技能美，达到护患和谐的目标。第一，将美学知识融入技能操作中：专业技能是专业知识掌握程度的重要方式，为病人实施技能操作时，要从秩序性、规律性、对称性、和谐性、完美性等审美要求进行把握，体现技能操作的科学性和艺术性。实施有关技能操作时，护士要在保证护理效果的前提下，选择损伤性最小的方法以体现对病人的关爱和对护理审美的追求，同时在操作过程中，要注重自身姿势和动作的舒展，特别是手的动作应轻、柔、稳、准、快慢适当、有条不紊。加强和病人及家属的沟通，赢得病人及家属的支持和信赖。注意操作后用物的正确处理和周围环境的整洁与美观，体现出护理工作的完整性和护士良好的职业修养。第二，进行角色扮演体验病人感受：护士应设身处地地体验接受护理操作时病人的感受，于同理中体会专业技能美的重要性。如用角色扮演去体验寒冷的季节使用便盆，冰冷的便器和室温对机体的刺激，身体姿势的摆放，对环境隐私的要求，排泄后给予局部清洁和洗手，以及护理人员操作时的态度等。护理人员体验了病人的角色，方能深刻领会技能操作美的重要意义。

实务指导

小李护士怎样才能受到病人的肯定和欢迎呢？在高年资老师的指导下，并通过自己的反复磨炼，提高了操作技能，结果小李和小王一样，受到病人和家属的欢迎。这里主要涉及思想认识、技术磨炼、加强学习三个维度。

1. 要正确认识护理技能的重要性 在人文护理的大趋势下，一定要把技术要求凸显出来，当自身的技术专业化程度达到一定高度后，不仅能体现救治目的，而且能感受到技能美，自己能从工作中感受到快乐，病人也能感受到技能美的享受。实践过程中，应当用优秀护士所体现的技能之美去教育引导像小李这样的护士，使其感受学习优秀护士严谨的工作作风、娴熟的技术、得体的语言、和谐的人际关系，积淀自己的审美功力，从平凡的工作中体现技能美。

2. 要具备娴熟的技术 深刻理解技术操作的原理、目的、操作规范，手法熟练、准确，才能保证治疗及时到位，减轻病人痛苦，促进病人康复。要有应急能力，在病人病情突变的情况下，护士应有细致入微的观察力和分析判断能力，运用熟练的技能技巧，沉着果断地进行救护，使病人化险为夷。要有获取、交流信息的能力，学会观察、阅读、检索、记录等搜集、提取、存贮信息的方法，并能以口述、文字表达等方式交流信息。在护理操作中应做到：一要稳，动作灵巧稳妥，有条有理；二要准，按章办事，操作准确，恰到好处；三要快，动作熟练，眼疾手快，提高操作效率；四要好，质量高、效果好。

3. 通过多种渠道努力提高自身护理技能 扎实学牢三基理论，掌握各项技术操作规程，认真执行医嘱，准确熟练地完成护理工作。护理管理者要培养护士的观察能力，善于从他人娴熟的操作技术中，吸取有益经验。随着医学的不断发展更新，护士更应该刻苦钻研业务，努力完善护理技能，掌握运用各科新业务、新技术的精湛技能，以取得病人的信任。积极通过外出学习、自学考试、论文交流等途径不断提高自己的业务水平。小李护士通过自己的努力，掌握并熟练运用各项临床护理技术，赢得了病人的信任。

（王素英）

第三节　学习与思考

案例一、"马大哈"要不得

案例概况

护士小张平时工作表现积极，性格开朗，也注重学习提高业务本领。但是小张在工作中不太注意细节，特别是在护士办公室的工作中不尽如人意。每日记录上字迹潦草，叙述不清。台面上东西摆放凌乱，甚至还有没吃完的食品。每次她下班后别人接手时，总要花些时间将桌面清理一下，花去不少时间，而且会发现小张经常丢三落四地遗忘个人物品在办公桌上。她的治疗车上物品摆放也很凌乱，治疗后的垃圾不能及时分类处理。不仅同事对此不满意，病人经过时看到此种情形也直摇头。有几次，小张为病人护理时直接被拒绝，要求派别的护士来，原因就是"小张连一张办公桌、一个治疗车都管不好，还能指望她管好我们病人吗？"护士长和带教老师经常教育帮助小张，小张开始时不以为然，认为这是小节，反正对病人的治疗预后又不影响。老师说护理技能之美就是在这样的小节中体现的，病人的观点不是没有道理。经过大家的帮助，小张开始注重做事的细节，不仅办公室、治疗车收拾得干干净净，操作上也是快而稳，得到了病人的肯定。

问题焦点

1. 护理之美只与穿着仪表有关，工作细节不会影响护理之美，这种观点对吗？

2. 案例中小张认为护理技能只要对病人护理结果不影响，护理过程中的表现不应该影响到对护理技能的评价，也不会影响护患关系，你如何看待这种观点？

案例二、万无一失与"一失万无"

案例概况

护士小陈形象气质好，善于运用护理礼仪与病人进行沟通交流，操作技术比较过硬，受到病人的欢迎，经常被病人点名输液，她自己也从工作中感到快乐。但是有一次，小陈因个人生活上的琐事困扰，工作精力没有集中，没有严格按程序认真核对，想当然地把+2床的输液错输给2床，虽然两人的输注药物是一致的，输注时也被带教老师及时发现，所幸没有发生大的事故后果。但事实已经发生，错误已经铸成，不仅影响到小陈工作考核绩效，也影响了她在护士长及同事心目中的形象。小陈面对错误，开始时心里有些不服气，认为自己平时表现那么好，这次又没有发生后果，没必要大惊小怪。经过教育，小陈认识到护理救治过程与病人健康息息相关，容不得丝毫差错，做对了是应该的，就是要确保万无一失，如果做错了，受损害的直接就是病人生命，就"一失万无"。

问题焦点

1. 南丁格尔说，"护理本身就是一项最精细的艺术。"护理技能之美是展现最精细的艺术的关键，怎样才能达到最精细的艺术的标准？

2. 护理技能体现在时时处处，操作失误看似偶然事件，其本质还是护理技能不足，如何在时时处处体现护理技能之美？

（王素英）

第四章 法律——护理之序

第一节　理论精要

➕ 重要概念

（一）护理法

护理法是调整护理过程中形成的社会关系的法律规范的总称，是由国家制定或认可的关于护理人员的资格、权利、责任和行为规范的法律法规，是以法律的形式对护理人员在教育培训和服务实践方面所涉及的问题予以规范。

全世界护理立法始于 20 世纪初，英国于 1919 年率先颁布《英国护理法》。在亚洲，日本于 1948 年颁布《护士法》。1953 年世界卫生组织发表了第一份关于护理立法的研究报告。1968 年，国际护士协会成立了护理立法委员会，并专门制定了护理法划时代的纲领性文件《护理法规指导大纲》，为各国护理立法提供系统而权威的指导。我国于 1993 年 3 月 26 日发布了《中华人民共和国护士管理办法》（1994 年 1 月 1 日实施），2008 年 1 月 23 日国务院第 206 次常务会议通过《中华人民共和国护士条例》（以下简称《护士条例》），并于 2008 年 5 月 12 日起施行。另外，香港地区护理相关法律法规主要包括《护士注册条例》《护士（注册及纪律处分程序）规例》以及《登记护士（登记及纪律处分程序）规例》；台湾地区有《护理人员法》以及《护理人员法实施细则》；澳门地区有《护理职称制度》。

（二）护士执业注册的制度规定

《护士条例》第七条至第十一条和《护士执业注册管理办法》对护士执业注册进行了具体规定。护士只有经执业注册取得《护士执业证书》后，方可按照注册的执业地点从事护理工作。未经执业注册取得《护士执业证书》者，不得从事诊疗技术规范规定的护理活动。

（三）医疗隐私权

医疗隐私权是指病人享有的私人信息和私人生活依法受到保护，不被他人非法知悉、收集、利用和公开的一种人格权利。

（四）护理文书

病历是指医务人员在医疗活动过程中形成的文字、图表、影像、切片等资料的总和，包括门（急）诊病历和住院病历。病历中由护士负责书写的部分称为护理文书或护理记录。

（五）护理事故

护理事故是指医疗机构及其护理人员在护理活动中，违反医疗卫生管理法律、行政法规、部门规章和护理常规，过失造成病人人身损害的事故。

护理事故的构成：①必须要有违法行为；②必须发生在护理过程中；③必须有严重的损害后果；④违法行为与损害后果之间必须有因果关系；⑤护理人员主观上必须有过失。

重要理论

（一）护士的执业权利

1. 有按照国家有关规定获取工资报酬、享受福利待遇、参加社会保险的权利。任何单位或者个人不得扣发护士工资，降低或取消护士福利等待遇。

2. 有获得与其所从事的工作相适应的卫生防护、医疗保健服务的权利。

3. 护士有按照国家有关规定获得与本人业务能力和学术水平相适应的职业技术职务、职称的权利；有参加专业培训、从事学术研究和交流、参加行业协会和职业学术团体的权利。

4. 护士有获得疾病诊疗、护理相关信息的权利和其他履行护理职责相关的权利，可以对医疗卫生机构和卫生主管部门的工作提出意见和建议。

（二）护士的执业义务

1. 应当遵守法律、法规、规章和诊疗技术规范的规定。

2. 护士在执业活动中，发现病人病情危急，应当立即通知医师；在紧急情况下为抢救生命垂危病人生命，应当先行实施必要的紧急救护。护士发现医嘱违反法律、法规、规章或者诊疗技术规范规定的，应及时向开具医嘱的医师提出；必要时，应当向该医师所在科室的负责人或者医疗机构负责医疗服务管理的人员报告。

3. 护士应当尊重、关心、爱护病人，保护病人的隐私。

4. 护士有义务参与公共卫生和疾病预防控制工作。

（三）违反护士管理制度的法律责任

1. 护士的法律责任 护士在执业活动中有下列情形之一的，由县级以上地方卫生主管部门依据职责分工责令改正，给予警告；情节严重的，暂停其6个月以上1年以下执业活动，直至由原发证部门吊销其护士执业证书：①发现病人病情危急未立即通知医师的；②发现医嘱违反法律、法规、规章或者诊疗技术规范的规定，未依照《护士条例》第十七条的规定提出或者报告的；③泄露病人隐私的；④发生自然灾害、公共卫生事件等严重威胁公众生命健康的突发事件，不服从安排参加医疗救护的；⑤护士在执业活动中造成医疗事故的，依照医疗事故处理的有关规定承担法律责任。

2. 阻碍护士依法执业的法律责任 扰乱医疗秩序，阻碍护士依法开展执业活动，侮辱、威胁、殴打护士，或者有其他侵犯护士合法利益行为的，由公安机关依照治安管理处罚法的规定给予处罚；构成犯罪的，依法追究刑事责任。

（四）护理事故的防范

依据《医疗事故处理条例》第五条至第十九条的相关规定，护理事故的防范主要包括以下方面：

1. 加强护士法律法规和伦理道德教育。
2. 强化护理文书资料的管理与监督。
3. 加强护士培训，提高技术水平和护理能力。
4. 建立护理事故的报告制度。
5. 加强风险管理，保证护理安全。

（五）护理损害赔偿

《中华人民共和国侵权责任法》第五十四条规定：病人在诊疗活动中受到损害，医疗机构及其医务人员有过错的，由医疗机构承担赔偿责任。《医疗事故处理条例》第五十条规定的赔偿项目包括：医疗费、误工费、住院伙食补助费、陪护费、残疾生活补助费、残疾用具费、丧葬费、被扶养人生活费、交通费、住宿费和精神损害抚慰金。

理论实务

护理法中明确了护理的概念、独立性、教育制度，规定了护理活动的内容、考试及注册制度、护士执业及法律责任等。护理法通过向护理人员和公众展示护理执业的各项法律条款，明确护理人员的地位、作用和职责范围；规定执业准入标准、执业活动范围和行为规范；强化护理人员的执业功能，不断提高护理人员的执业技术水平和护理道德水准；最大限度地维护护理人员和护理对象的合法权利。护理人员在履行职责时，其权利受到法律的保护、国家的支持和人民的尊重，任何人都不可随意侵犯和剥夺。护士执业权利的法律保护增强了护理人员对护理事业的使命感和安全感，激励护理人员充分发挥自己的最佳才干，尽职尽责为公众的健康服务，充分保障公民的生命健康权利。对护理制度、护理执业活动和护理行为，通过立法的形式进行强制性规范，使之做到有法可依、执法必严、违法必究，维护护理工作之"序"。

（周贝贝）

第二节　案例解析与实务

案例一、出生 37 天患儿被输错药，谁之过

案例概况

2006 年 4 月 12 日上午，刚出生满 37 天的患儿王某某因身患感冒，由母亲抱至某妇幼保健院就医。值班医生检查诊断后，为患儿开具了含有清开灵、利巴韦林、细辛脑等药物的注射单，并交由护士配药进行输液。当输完第一瓶药水后，未经护士执业注册的门诊实习护士史某某（事发时未取得"护士执业证书"）在给患儿王某某药水换瓶时，误将另一四岁患儿梁某某的治疗药水（5% 葡萄糖 150ml + 磷霉素 3.0g）换给王某某滴注。10 余分钟后，王某某的家属发现输错了药水，立即报告了史某某，史某某迅速将用错

的药水予以更换，并嘱患儿母亲注意观察，但未采取任何补救措施。不久，患儿王某某便出现了眼皮及全身红肿等症状。2006年4月27日，在某县卫生局的主持下，医患双方就用错药事件的处理达成了《医疗纠纷调解协议书》。患儿的祖父王某参加了调解并在协议上签名，并从医方处领取了协议商定的营养补助费3000元。2008年3月，患儿家属发现患儿发育不及同龄儿童，遂向医方提出病情检测及赔偿要求。因双方协商未果而成诉。

2008年3月后，患儿在某市第一人民医院诊断为：脑电图及脑地形图异常；脑损伤后遗症，继发性癫痫。2012年3月在某省人民医院医治。后在某市精神病医院医治，其脑电图监测结论为异常范围儿童睡眠脑电图和脑地形图。

2012年6月，患儿王某某经多家鉴定机构诊断为：精神发育迟滞（重度）；轻度智力障碍而达评残标准，其残疾等级为六级。

2014年3月，一审法院认为，公民的身体健康权受法律的保护。因侵权行为或者其他致害原因遭受人身损害的，赔偿权利人可以要求赔偿义务人赔偿因就医治疗支出的各项费用以及因误工减少的收入，包括医疗费、营养费、护理费、精神抚慰金、残疾赔偿金、交通费等，赔偿义务人应当予以赔偿。鉴于此，被告某县妇幼保健院作为侵权人，应当对受害人原告王某某由此遭受的医药费、护理费、伤残赔偿金等各种经济损失承担赔偿责任，并给予精神抚慰金为人民币20 000元。以上七项共计人民币442 146.74元。

该妇幼保健院不服，遂向当地中级人民法院提起上诉，经审理，2015年9月二审法院认为原判事实清楚，适用法律正确，处理恰当，依法作出驳回上诉，维持原判。

问题焦点

1. 本案护士违反了哪些护理法律规定以及执业的规则和义务？
2. 本案当事医院对患儿王某某应承担哪类法律责任？具体法律依据是什么？
3. 本案医院管理过程中对护理人员负有哪些管理职责？

理论导读

1. 护士执业注册的制度规定 《护士条例》的第七条至十一条和《护士

执业注册管理办法》对护士执业注册进行了相关具体规定。护士只有经执业注册取得《护士执业证书》后，方可按照注册的执业地点从事护理工作。未经执业注册取得《护士执业证书》者，不得从事诊疗技术规范规定的护理活动。

申请护士执业注册，应当同时具备下列4项条件：①具有完全民事行为能力；②具有合格的学历证书；③通过护士执业资格考试；④符合规定的健康标准。

2. 护士管理中的医疗卫生机构的职责　《护士条例》第二十一条规定：医疗卫生机构不得允许未取得护士执业证书的人员在本机构从事诊疗技术规范规定的护理活动，在教学、综合医院进行护理临床实习的人员应当在护士指导下开展有关工作。

3. 医疗机构及工作人员的法律责任　医疗卫生机构有下列情形之一的，由县级以上地方人民政府卫生主管部门依据职责分工责令限期改正，给予警告；逾期不改正的，依据国务院卫生主管部门规定的护士配备标准和在医疗卫生机构合法执业的护士数量核减其诊疗项目，或者暂停其6个月以上1年以下执业活动；国家所有的医疗卫生机构有下列情形之一、情节严重的，还应当对负有责任的主管人员和其直接责任人员依法给予处分：①违反《护士条例》规定，护士的配备数量低于国务院卫生主管部门规定的护士标准配备标准的；②允许未取得护士执业证书的人员，未依照条例规定办理执业地点变更手续，延续执业注册有效期的护士在本机构从事诊疗技术规范规定的护理活动的。

4. 护士执业义务　《护士条例》第十六条、第十七条规定，护士执业，应当遵守法律、法规、规章和诊疗技术规范的规定。护士在执业活动中，发现病人病情危急，应当立即通知医师；在紧急情况下为抢救垂危病人生命，应当先行实施必要的紧急救护。

5. 医疗侵权责任　《中华人民共和国侵权责任法》第五十四条规定：病人在诊疗活动中受到损害，医疗机构及其医务人员有过错的，由医疗机构承担赔偿责任。

《中华人民共和国侵权责任法》第十六条规定：侵害他人造成人身损害的，应当赔偿医疗费、护理费、交通费等为治疗和康复支出的合理费用，以及因误工减少的收入。造成残疾的，还应当赔偿残疾生活辅助具费和残疾赔偿金。造成死亡的，还应当赔偿丧葬费和死亡赔偿金。第二十二条规定：侵害他人人身权益，造成他人严重精神损害的，被侵权人可以请求精神损害赔偿。

点评分析

该案例问题焦点的前两个问题属于护士执业规则、医院法律责任及法律依据等问题，需要运用卫生法学理论和知识进行分析，第三个问题涉及医疗机构对护理人员的管理职责，需要运用管理学的理论和知识分析。

（一）法学分析

本案护士违反了哪些护理法律规定以及执业规则、义务？

《护士条例》第七条规定，护士执业，应当经执业注册取得护士执业证书。第二十一条规定，医疗卫生机构不得允许未取得护士执业证书的人员在本机构从事诊疗技术规范规定的护理活动，在教学、综合医院进行护理临床实习的人员应当在护士指导下开展有关工作。本案中门诊实习护士史某某，事发时未取得护士执业证书，本应当在带教护士指导下开展护理工作，而案例中其当班时独立给病人进行输液，且没有证据证明其在护士指导下开展工作，违反了上述规定。

《护士条例》第十六条规定，护士执业，应当遵守法律、法规、规章和诊疗技术规范的规定。第十七条规定，护士在执业活动中，发现病人病情危急，应当立即通知医师；在紧急情况下为抢救垂危病人生命，应当先行实施必要的紧急救护。1982年卫生部颁布实施的《医院工作制度》规定，护理人员在执行各项护理工作之前，必须坚持查对制度，按要求认真查对，必要时需两人查对，防止护理差错事故的发生。服药、注射、输液查对制度主要包括"三查七对"制度。三查是指：操作前查、操作中查、操作后查。三查内容：查药品的有效期，配伍禁忌；查药品有无变质、浑浊；查药品的安瓿有无破损，瓶盖有无松动。七对是指：核对床号、姓名、药名、浓度、剂量、时间、方法。为了保证诊断治疗中核对病人身份的准确性，医院联合组织评审委员会（Joint Commission on Hospital Accreditation Organization，JCHAO）早在2005年病人安全目标第一大目标中就提出提高病人辨识的正确性，其要求的措施为，无论是给药、输血、采血、特殊的临床检查，及其他治疗或执行照护时，应使用至少两种辨识病人身份的方法（不含病人房号或床号）。目前提倡使用腕带来标志病人的身份。本案门诊当班实习护士史某某，未正确执行医嘱，错误地将另一四岁患儿梁某某所配的药物输入到王某某体内，严重违反了输液"三查七对"制度。在输入药物10余分钟后，患儿家属发现输错了药水，立即报告史某某，史某某才将药水予以更换，但未采取任何补救措施，只要求王某某继续留院观察，也违反了及时向医师报告和对病人进行紧急救护的义务。

本案当事医院对患儿王某某应承担哪类法律责任？具体法律依据是什么？

卫生法律责任是指对违反卫生法律规范的行为主体，进行否定性评价以及其所应承担的带有强制性的不利法律后果，如金钱赔偿、支付罚款、被判徒刑等。法律责任承担着一个社会评价的功能，并对因违法或违约行为而发生的损害，进行补救、矫正，以恢复应有的秩序。责任是对义务的督促，最终是为了确保权利的实现。卫生法律责任具有以下特点：①它以存在卫生违法行为为前提；②它必须是违反了卫生法律法规和规章的明确规定的行为；③它具有国家强制性；④它必须由国家授权的专门机关在法定职权范围内依法予以追究。根据违反卫生法律规范和法律责任的性质以及承担法律责任方式不同，可将卫生法律责任分为卫生民事责任、卫生行政责任、卫生刑事责任三种。**卫生民事责任**，是指行为主体因违反卫生法律规范而侵害公民、法人和其他组织的民事权益，所应承担的以财产为主的法律责任。承担民事责任的形式主要是：停止侵害，排除妨碍，消除危险，返还财产，恢复原状，赔偿损失，支付违约金，消除影响，恢复名誉，赔礼道歉等。**卫生行政责任**，是指行为主体实施违反卫生行政法律规范行为，尚未构成犯罪所应承担的法律后果。根据我国现行的卫生法律规定，追究行政责任的形式主要有行政处罚和行政处分两种。卫生行政处罚，是指医药卫生行政机关或法律、法规授权组织，在职权范围内依法对违反卫生行政管理秩序的行政相对人（公民、法人或其他组织）所给予的行政制裁。行政处罚的种类主要有申诫罚、财产罚、行为罚和人身自由罚，其常用形式有：警告、罚款、没收违法所得、没收非法财物、责令停产停业、暂扣或吊销有关许可证等。不同的行为违法适用何种处罚形式，由卫生法律规范严格规定，任何人不得超越。行政处分是由有管辖权的国家机关或其他组织依照行政隶属关系，对于违反卫生法律规范的国家公务员或所属人员所实施的惩罚措施，其具体形式主要有：警告、记过、记大过、降级、降职、撤职、留用察看和开除等。**卫生刑事责任**，是指行为主体实施了犯罪行为，严重侵犯了医药卫生管理秩序及公民的人身健康权，依刑法应当承担的法律后果。犯罪行为是医患关系违法性最严重的行为，所以由此产生的法律责任最严重。根据我国刑法规定，刑罚分为主刑和附加刑。主刑包括管制、拘役、有期徒刑、无期徒刑、死刑；附加刑，可与主刑同时适用，也可独立适用，包括罚金、剥夺政治权利、没收财产。我国刑法对违反卫生法行为的刑事责任做了明确规定，相关罪名有20余个，如危害公共安全罪，妨害传染病防治与检疫罪，传染病菌种、毒种扩散罪，非法组织卖血罪，强迫卖血罪，非法采集、供应血液罪，生产、销售假药罪，组织出卖人体器官罪，医疗事故罪，非法行医罪等。构成违反卫生法的刑事责任，必须以刑法的明文规定及卫生刑事犯罪为前提。

当事医院应承担的是民事赔偿责任，赔偿患儿王某某各项损失共计40多万元。《中华人民共和国侵权责任法》第十六条规定：侵害他人造成人身损害的，应当赔偿医疗费、护理费、交通费等为治疗和康复支出的合理费用，以及因误工减少的收入。造成残疾的，还应当赔偿残疾生活辅助具费和残疾赔偿金。造成死亡的，还应当赔偿丧葬费和死亡赔偿金。第二十二条"侵害他人人身权益，造成他人严重精神损害的，被侵权人可以请求精神损害赔偿。"本案属于医疗损害纠纷，由于该妇幼保健院的医务人员存在明显过错，根据《中华人民共和国侵权责任法》第五十四条规定：病人在诊疗活动中受到损害，医疗机构及其医务人员有过错的，由医疗机构承担赔偿责任。故该医院承担医疗损害民事赔偿责任。

（二）管理学分析

本案医院管理过程中对护理人员负有哪些管理职责？

《护士条例》第二十一条规定，医疗卫生机构不得允许下列人员在本机构从事诊疗技术规范规定的护理活动：①未取得护士执业证书人员；②未依照本条例第九条的规定办理执业地点变更手续的护士；③护士执业有效期届满未延续执业注册的护士。在教学、综合医院进行护理临床实习的人员应当在护士指导下开展有关工作。

医疗卫生机构在规范护理行为、保障护士合法权益等方面负有管理、监督职责，主要包括：①按国务院卫生主管部门规定配备护士；②维护护士合法权益；③加强护士管理。医疗卫生机构应当设置专门机构或者配备专（兼）职人员负责护理管理工作；不得允许未取得合法护士执业证书的人员从事诊疗技术规范规定的护理活动；对不履行职责或者违反职业道德的护士进行调查处理。

医疗机构人事部门应严格审核护理人员的资格。护理管理者在用人过程中，应合理分配任务。如未取得护士执业证书的应届毕业的护士，不得安排其单独值班，不得独立从事有护士执业证书的人才能从事的任务。同时要加强进修生工作范围的管理，对于申请进修临床护理的人员，要严格审核其执业资格，根据各医疗机构相关规定，对进修人员进行考核后，方可安排其独立值班和独立进行书写记录。所有考核要留有书面依据。

本案当事医院让未取得护士执业证书的实习护士在门诊输液室独立从事护理输液工作，严重违反《护士条例》第二十一条，未尽到对护理人员的管理职责。

实务指导

1. **护理人员**　护士在执业活动中应严格遵守执业规则，规范执业行为，做到依法执业、独立执业、谨慎执业和规范执业。护士执业，应当经执业注册取得护士执业证书。护士只有通过执业注册，才能从事护理工作。护士经执业注册后取得的护士执业证书，是护士从事护理活动的唯一合法的法律文书。未经执业注册取得护士执业证书者，不得从事护理活动。在教学、综合医院进行护理临床实习的人员应当在护士指导下开展有关工作。查对工作中，病人身份确认是极为重要的一环，为保证给药的准确性，护理人员在给药过程中必须严格遵守查对制度。目前我国给药查对制度规范主要包括医疗机构"三查七对"。

2. **医疗机构**　医疗机构不得允许未取得护士执业证书的人员在本机构从事诊疗技术规范规定的护理活动，在教学、综合医院进行护理临床实习的人员应当在护士指导下开展有关工作。医疗机构应采取措施积极防范护理纠纷与护理事故。首先应加强护士法律法规教育。深入学习法律法规，提高法律素养与法治意识，尤其应加强对《护士条例》等医药卫生法律法规规章的学习，积极防范护理纠纷。其次应加强护理伦理道德教育。第三是加强护士培训，提高护理专业技术水平和护理能力，包括在职培训、学历教育和继续教育等形式。第四是加强护理风险管理，保证护理安全。

（周贝贝）

案例二、贩卖上万条病人信息，两护士锒铛入狱

案例概况

彭某和李某某是青岛某大医院产科护士，因售卖病人信息非法牟利而触犯刑法。该案发生在青岛某大医院产科，胡某某、冯某、刘某通过彭某和李某某非法获取产妇及其家庭联系电话及信息，并通过售卖信息非法牟利，最终被公安机关查获并提交检察机关公诉。最终，被告人胡某某等五人侵犯公民个人信息罪，分别判处拘役六个月，缓刑六个月，并处罚金人民币二万元至有期徒刑三年二个月，并处罚金人民币九万元不等。

案件中涉及的护士彭某，刚满25岁，大学毕业后来到青岛一家大医院工作，还不到两年。她主要负责登记产妇的各种情况，她是最容易接触到这类信息的人之一。而这，也成了主犯刘某选中她的重要因素。刘某曾经在医院从事推广业务，和医务人员接触较多。刘某首先找到了彭某，试图通过她获取产妇个人信息。然而，彭某一口回绝了他，刘某被拒绝后依旧没放弃，不断给彭某做"思想"工作，又承诺绝对会保守秘密，既不会"出卖"她，也不会泄露这些信息，就只是做一些活动推广，绝不会有什么危害。她要做的，也就是把信息收集起来发给他而已，就可以得到一些"外快"。他说的这些完全抓住了彭某的心理。在刘某巧言如簧的攻势下，单纯的彭某应允了。刘某继续寻找着第二个"目标"——这个叫李某某的女孩儿也是一名年轻的产科护士。她以同样的方式"沦陷"了。

两个人都没有意识到这是一种犯罪行为。随后，两人分别利用自己值班登记的机会，用手机将产妇登记本和新生儿听力筛查登记本的部分内容拍照，包括产妇姓名、联系电话、出生时间、家庭住址等信息，然后通过微信发送图片给刘某。一年多的时间里，彭某提供了7000多条产妇个人信息，李某某提供了5000多条产妇个人信息。刘某收到这些个人信息后，通过微信或支付宝以每条2元左右的价格转账。而根据之前的约定，刘某每个月收到这些信息后，都通过微信发送给了冯某。冯某根据数量，定期通过银行转账或微信转账给她们付款，截至2017年，刘某累计获利8万多元。

据青岛市某检察院检察官李某某介绍，在提审犯罪嫌疑人时，两名正值花季的年轻小护士痛哭流涕，悔恨莫及。但殊不知，她们依然构成刑事犯

罪，锒铛入狱的后果会成为她们一生中不可磨灭的污点。

问题焦点

1. 本案护士侵犯了病人哪项权利？有哪些法律依据？
2. 结合本案谈谈在医疗护理工作中，有哪些环节涉及病人隐私保护？
3. 本案护士违反了哪项护理伦理基本原则？

理论导读

1. 医疗隐私权与保密权　医疗隐私权是指病人享有的私人信息和私人生活依法受到保护，不被他人非法知悉、收集、利用和公开的一种人格权利。这些私生活秘密包括一切与公共利益无关的个人信息，如病人的身体健康状况、恋爱婚姻、家庭状况、个人日记、信札、生理缺陷、传染病、性病、家族遗传病等。侵害病人隐私权的行为包括两个方面：一是刺探或以其他方式了解病人隐私，二是泄露因业务或职务关系掌握他人的秘密。确定是否存在侵害隐私权并不是以是否故意或过失为要素条件，只要是泄露了病人不愿公开的个人生活秘密就可构成侵害隐私权。

病人的保密权包括三部分：一是为病人保密，二是对病人保密，三是保守医务人员秘密。病人保密权是自主权的延伸，对病人的隐私保密是医务人员应履行的义务。

2. 相关法律法规　我国现行医疗卫生法律、法规、规章以及相关法律条文等对病人隐私权利作出明确规定，体现了保障病人隐私权的基本立法宗旨与立法原则，并明确规定了侵害病人隐私权的法律责任。

《中华人民共和国侵权责任法》第六十二条规定：医疗机构及医务人员应对病人隐私保密，泄露病人隐私或未经病人同意公开其病历资料致病人利益被损害的，应承担侵权责任。

《护士条例》第十八条规定：护士应当尊重、关心、爱护病人，保护病人的隐私。第三十一条明确指出：护士在执业活动中泄露病人隐私的，由县级以上地方人民政府卫生主管部门依据职责分工责令改正，给予警告；情节严重的，暂停其6个月以上、1年以下执业活动，甚至吊销其护士执业证书。

《医务人员医德规范及实施办法》规定：为病人保守秘密，实施保护性医疗，不泄露病人隐私和秘密。

《医疗机构病历管理规定》第六条规定：医疗机构及其医务人员应当严格保护病人隐私，禁止以非医疗、教学、研究目的泄露病人的病历资料。

《中华人民共和国传染病防治法》第十二条规定：在中华人民共和国领域内的一切单位和个人，必须接受疾病预防控制机构、医疗机构有关传染病的调查、检验、采集样本、隔离治疗等预防、控制措施，如实提供有关情况。疾病预防控制机构、医疗机构不得泄露涉及个人隐私的有关信息、资料。

《艾滋病防治条例》第三十九条规定：未经本人或者其监护人同意，任何单位或者个人不得公开艾滋病病毒感染者、艾滋病病人及其家属的姓名、住址、工作单位、肖像、病史资料以及其他可能推断出其具体身份的信息。

《中华人民共和国刑法》第二百五十三条之一"侵犯公民个人信息罪"规定：国家机关或者金融机构、电信、交通、教育、医疗等单位的工作人员，违反国家规定，将本单位在履行职责或者提供服务过程中获得公民个人信息，出售或者非法提供给他人，情节严重的，处三年以下有期徒刑或者拘役，并处或者单处罚金；情节特别严重的，处三年以上七年以下有期徒刑，并处罚金。

点评分析

该案例问题焦点的前两个问题属于病人权利及其法律依据、病人隐私保护等问题，需要运用卫生法学理论和知识进行分析，第三个问题涉及护理伦理基本原则，需要运用伦理学的理论和知识分析。

（一）法学分析

本案护士侵犯了病人哪项权利？有哪些法律依据？

本案中青岛某大医院产科护士彭某和李某某非法获取产妇及其家庭联系电话及信息，并通过售卖信息非法牟利，严重侵犯了病人的隐私权。近些年，信息化和自媒体时代的来袭，使得个人隐私的泄露、传播比以往的任何时候都显得更加容易，上述类似个案屡见报端。

隐私权主要包括：①个人生活自由权，即权利主体按照自己的意志从事或不从事某种与社会利益无关或无害的活动，不受他人干预、破坏或支配。②情报保密权，包括所有的个人信息和资料。诸如身高、体重、病历、身体缺陷、健康状况、生活经历、财产状况、婚恋、家庭、社会关系、爱好、信仰、心理特征等。③个人通信秘密权，权利主体有权对个人信件、电报、电话、传真及谈论的内容加以保密，禁止他人非法窃听或窃取。④个人隐私利用权，即权利主体有权依法按自己的意志利用其隐私，以从事各种满足自身需要的活动。如利用个人的情报资料撰写自传，隐私的利用不得违反法律的强制性规定，不得有悖于公序良俗。

在医疗护理过程中，病人有权要求医务人员保护其根据需要提供的有关个人生活、行为、生理、心理等方面的隐私；有权要求在进行涉及其病案的讨论或会诊时不让不涉及其医疗的人员参加；有权要求由异性医务人员进行某些部位的体检治疗时需要护理人员在场；有权要求其病案只能由直接涉及其治疗或监督病案质量的人阅读；有权要求医务人员不公开自己的病情、家族史及接触史等。在临床护理工作中保护病人隐私权，体现了护士对病人权利、人格和尊严的尊重；它是良好护患关系维系的重要条件，是取得病人信任和合作的重要保证。

相关法律依据：《中华人民共和国侵权责任法》第六十二条规定：医疗机构及医务人员应对病人隐私保密，泄露病人隐私或未经病人同意公开其病历资料致病人利益被损害的，应承担侵权责任。《护士条例》第十八条规定，护士应当尊重、关心、爱护病人，保护病人的隐私。第三十一条明确指出：护士在执业活动中泄露病人隐私的，由县级以上地方人民政府卫生主管部门依据职责分工责令改正，给予警告；情节严重的，暂停其6个月以上、1年以下执业活动，甚至吊销其护士执业证书。《医务人员医德规范及实施办法》规定，医务人员为病人保守秘密，实施保护性医疗，不泄露病人隐私和秘密。《中华人民共和国刑法》第二百五十三条之一（侵犯公民个人信息罪）规定：国家机关或者金融机构、电信、交通、教育、医疗等单位的工作人员，违反国家规定，将本单位在履行职责或者提供服务过程中获得公民个人信息，出售或者非法提供给他人，情节严重的，处三年以下有期徒刑或者拘役，并处或者单处罚金；情节特别严重的，处三年以上七年以下有期徒刑，并处罚金。

结合本案谈谈在医疗护理工作中，有哪些环节涉及病人隐私保护？

在医疗护理工作中，很多环节都涉及病人隐私保护：

（1）**病人个人信息的保密**：护士对病人的诊断、病情等，应予保密，不可随便对外宣扬，特别是特殊疾病或治疗，如整容手术、性病、传染病、精神疾病等。病人对护士告知的心理、生理情况及其他隐蔽的信息，护士要替病人保密，不得告诉无关人员。护士对病人隐私的保护体现在很多环节。在护理查房、交接班、临床见习教学等活动中，对于病人的某些信息，不得当着其他病人或家属的面公开谈论，而应到会议室、教室等场所进行，否则就有可能泄露病人隐私。护理人员在组织病例讨论、教学和科研论文撰写时，往往会涉及病人的某些信息。这时要注意不暴露病人的真实身份，包括病人的姓名、住院号、电话号码、地址等信息。

（2）**病人身体部位暴露时隐私的保护**：在护理工作中，有些检查或操作需要病人暴露身体的某一部分。常见的有腹部检查、骶尾部皮肤检查等；某些操作，如臀部肌内注射、胸腹部伤口换药、结肠造口护理、插导尿管等。执行这些检查或操作时，病人如果在单人间，护士应关好门后进行操作；病人如果在双人间或多人间，护士在关上门的同时，应拉上病床之间的活动隔帘；没有隔帘的，要用屏风遮挡。这样使病人身体的部位不暴露在其他人员的视线中。

（3）**关于拍摄病人**：护士应注意，切忌在有病人的场合进行拍摄。如果有特殊需要，一定要跟病人事先沟通，取得病人的同意方可进行。

（4）**关于床头卡**：传统的病人床头卡包括病人的诊断、年龄、性别、入院日期、饮食、护理级别等内容。但床头卡会无意中起到散布病人信息的作用。病人、病人家属、探视者、其他病人及家属都可很方便地了解该病人的信息。因此，使用床头卡存在着很大的弊端。有些医院已对床头卡的内容进行调整，如上面没有病人的诊断信息，或者有的医院用病人佩戴腕带的形式代替床头卡。

（二）伦理学分析

本案护士违反了哪项护理伦理基本原则？

保护病人隐私不仅是护士的义务，更是护理道德的一种体现。**尊重病人隐私作为医学（护理）伦理学的基本原则之一，自古有之。**本案中两名产科护士非法获取产妇及其家庭联系电话及信息，并通过售卖信息非法牟利，严重违反了尊重病人隐私的基本原则。

保守医密是一个古老的医学道德规范，早在两千多年前，古希腊希波克拉底誓言就提出了保密的要求。誓言说，凡我所见所闻，无论有无业务关系，我认为应守秘密者，我宁愿保守秘密。1948年，世界医学会曾将此誓言现代化，在《日内瓦宣言》中提出，病人吐露的一切秘密，我一定严加信守，绝不泄露。保守医密包含两个方面：第一，为病人保密。由于诊疗疾病的需要，病人向医护人员提供了各种隐私或者秘密，如生理缺陷、变态行为、不良生活方式、不名誉的疾病等，医护人员在不损害社会公共利益和他人利益的前提下，应严守病人秘密，不能随意泄露，更不能到处宣扬。为病人保密，可以使病人充分信任医护人员，和医护人员密切合作，从而得到更好的医疗保健。第二，对病人保密。主要是出于保护性医疗的需要，对容易使病人产生不良心理反应与心理刺激的有关病人疾病的一些不良诊断、进展、预后等情况应对病人保密，但是应把情况对病人家属说清楚，让家属代替病人行使知情同意权。对病人保密的目的是不给病人以任何精神刺激，使病人在接受治疗的过程中保持良好的精神状态，从而有利于病人疾病的诊疗、身体的康复以及生命的延长。对病人保密是我国医疗临床中的常见做法，却为欧美很多国家的医学伦理不能接受。保守医密的目的是尊重病人的人格尊严以及提高疾病治疗的效果。但是保守医密并不是绝对的，如当保守病人的秘密会威胁病人的健康甚至生命或者严重危害社会公共利益及他人利益时，就不能再保守秘密。目前，世界上大多数国家的医学院校的校训或医学生毕业誓词中，仍将保守医疗秘密作为医务人员必须具备的道德观念。

实务指导

通俗地说，对病人隐私权的侵犯，主要表现为"**不该说或用**"和"**不该看或听**"。"不该说或用"，是指未经病人的同意公开其隐私，这是医疗纠纷中侵犯病人隐私权的最常见的类型。包括泄露病人信息和未经病人同意公开其病历或其他信息资料；也包括未经同意利用病人信息进行相应宣传等情况。"不该看或听"，是指未经病人同意越权接触病人隐私，这也是临床实践中易发生的侵权行为。

护士首先自身要有强烈的保护病人隐私的意识，知法懂法，将尊重病人隐私变成一种自觉的行动。医疗机构要加强对护士的培训，以真实案例为病人敲响警钟，正确指导护士的临床实践，防止其在无意中发生侵权行为。

1. **基础护理中的隐私保护问题**　护士在执业中需注意：不在病人的面前分享或者讨论相关信息，病人的病历也应该严密保护。在工作中禁止把病人的隐私当作话题进行传播，例如不在公共场所讨论与手术病人有关的问题；术前访视时，谈话音量只限于双方能听清，避免大声谈论将病人隐私暴露给同病房的其他病人。在进行护理操作时，需要病人暴露的身体隐私部位的情形是经常发生的,一定要采取好保护措施,如用屏风或者窗帘进行遮挡等。

2. 妇产科护理中的隐私保护问题 妇产科服务对象具有不同于普通科室病人的一些隐私。这些隐私包括病人的婚育史、月经史、既往史(特别是妇科疾病、肝炎等有关病史)及个人史、家族史等,有时还存在未婚先孕、先天性生殖系统缺陷、性生活障碍等问题。护士在病史采集时,要充分尊重服务对象的隐私并给予必要的保护。所收集到的信息只限于医护之间治疗护理使用,护士不得在其他场合对其他人泄露病人的这些信息。另外,妇产科护士在护理操作过程中也会不可避免地涉及病人的躯体隐私,暴露隐私部位。护理人员必须注意自己的言行举止,做到稳重端庄,充分尊重病人的隐私权。

(周贝贝)

案例三、纱布遗留体内,病人获赔 25 万

案例概况

病人赵某在出差途中遭遇车祸,身受重伤,多处骨折,情况紧急,病人当时被就近送往甲医院进行紧急抢救,在伤势稳定后,该医院为赵某进行了腿部手术,赵某在术后依旧在该医院治疗。但随着时间推移,赵某的家属和赵某本人发现,经过手术的左腿切口长期难以愈合,为了防止病情恶化,赵某先后到乙医院和丙医院分别进行了清创术和伤口检查。而当赵某在丙医院进行伤口检查时,该医院发现,在赵某的左腿伤口里,有一块当初手术时没有取出的普通纱布。

由于赵某先后在三家医院进行过相关的治疗,纱布的归属问题就成了本案的争议焦点。首先,为赵某进行伤口检查的丙医院被排除了,因为赵某在这家医院没有接受任何手术治疗。接下来,当初为赵某治疗的甲医院和为赵某进行清创术的乙医院成了本案的被告,在调查取证的过程中,乙医院举出了确凿的证据证明纱布不是其医院所有:一是医院对赵某进行手术,有清楚的手术器械记录,在"手术室护理记录"上,纱布数量在手术前后相符,"纱布数量核对无误"的护士长签字清楚地记录在案;另外,这家医院在赵某来医院进行手术前几个月的时候,就已经不再使用普通纱布,而是改用更容易查找的显影纱布,后者即使遗留在病人体内,医生也可以通过专门设备很快将

其查找出来。而与乙医院相反，甲医院不但在赵某手术的时候使用的是普通纱布，而且在保留下来的给赵某进行手术的手术记录和器械清单上，竟没有记载手术当时的器械、纱布等使用数量的核对情况，也就是说，在甲医院里，医护人员很有可能在手术结束后，压根就没有对手术器械和纱布进行清点。

在调查了大量的事实、证据之后，双方当事人对这块纱布给赵某带来的损害程度进行了激烈的辩论。司法部门的损害鉴定结论显示，赵某的损害在当初遇车祸后属于8级伤残，但由于甲医院的过错，使赵某在长达4年的时间里，承受了更大的痛苦，赵某的伤残等级已经由原来的8级发展到了更加严重的6级。根据我国有关医疗事故损害赔偿规定和相关法律法规，某市区级法院裁定甲医院赔偿受害人赵某损失共计252 458元，另外，一旦赵某今后因为这一医疗事故，身体出现其他直接损伤，该医院还将继续承担相关的医疗费用。

法院宣判后，双方当事人对判决结果均没有提出异议。至此，一起长达4年之久的医疗事故纠纷，终于以病人获得赔偿而告终。

问题焦点

1. 本案中责任医院在护理文书的书写上存在哪些问题？有哪些法律依据？
2. 结合本案谈谈在医疗护理工作中，护理文书书写常见的问题。
3. 本案中责任医院在手术安全管理上存在哪些问题？

理论导读

1. 病历的法律性质 病历是指医务人员在医疗活动过程中形成的文字、图表、影像、切片等资料的总和，包括门（急）诊病历和住院病历。病历中由护士负责书写的部分称为护理文书或护理记录。

从法律的角度上讲，护理文件记录具有多重属性，具体包括5个方面：①病历的物质和信息部分合二为一，医疗机构虽拥有病历部分之所有权，但因物质部分之中，有病人的病情资料存在，所以医疗机构必须按照相关规定，保存病历；②病历是一种业务文书；③病历是一种保密文件；④病历是医务人员实施医疗护理行为时，必须制作的文件；⑤病历是一种证据文件。

2. 护理文书书写的目的 护理记录不仅真实反映病人的病情,也直接反映医院医疗护理质量、学术及管理水平,不但为医疗、教学提供宝贵的基础资料,在涉及医疗纠纷时又是重要的举证资料,是判定法律责任的重要依据。

3. 护理文件的类型 护理文件的类型包括体温单、医嘱单、病人入院护理评估单、护理记录单。

4. 护理文件书写规范的法律规定

(1) **护理文件书写要求:**《病历书写基本规范》第三条规定,病历书写应当客观、全面、真实、准确、及时、完整、规范。

(2) **护理文件书写修改的规定**

1) 书写者自己修改:《病历书写基本规范》第七条规定,书写过程中出现错字时,应当用双线画在错字上,不得采用刮、粘、涂等方法掩盖或去除原来的字迹。

2) 上级护理人员修改:《病历书写基本规范》第七条规定,上级医务人员有审查修改下级医务人员书写的病历的责任。修改时,应当注明修改日期修改人员签名,并保持原记录清楚、可辨。

5. 手术室查对的法律法规 卫生部办公厅于2010年3月17日发布《手术安全核查制度》。该制度明确规定手术查对相关制度,主要内容如下:

(1) 手术安全核查是由具有执业资质的手术医师、麻醉医师和手术室护士三方(以下简称三方),分别在麻醉实施前、手术开始前和病人离开手术室前,共同对病人身份和手术部位等内容进行核查的工作。

(2) 手术病人均应佩戴标有病人身份识别信息的标识以便核查。

(3) 手术安全核查由手术医师或麻醉医师主持,三方共同执行并逐项填写《手术安全核查表》。

(4) 术中用药、输血的核查由麻醉医师或手术医师根据情况需要下达医嘱并做好相应记录,由手术室护士与麻醉医师共同核查。

(5) 手术科室、麻醉科与手术室的负责人是本科室实施手术安全核查制度的第一责任人。

6. 手术物品清点制度 手术物品的清点是由器械护士、巡回护士和手术医生共同参与。为避免手术物品器械遗留在病人体内给病人带来不必要的痛苦引发医疗纠纷,凡进入体腔和深部组织的各项物品均应实行三人四清点制度,即由器械护士、巡回护士和手术医生分别在术前、关闭体腔前后以及术毕清点手术物品,并且术后在手术护理记录单上签字,保证清理工作的严肃性。

点评分析

该案例问题焦点的前两个问题属于护理文书书写规则及其法律依据、护理文书书写缺陷等问题，需要运用卫生法学理论和知识进行分析，第三个问题涉及医院手术安全管理问题，需要运用管理学的理论和知识分析。

（一）法学分析

本案中责任医院在护理文书的书写上存在哪些问题？有哪些法律依据？

本案中责任医院（甲医院）在给病人进行手术的手术记录和器械清单上，没有记载手术当时的器械、纱布等使用数量的核对情况，在护理文书书写上存在无手术核查记录、记录不完整、漏记等问题，严重违反了病历书写相关规定和诊疗护理常规规范。

相关法律法规依据：《病历书写基本规范》第三条规定，病历书写应当客观、全面、真实、准确、及时、完整、规范。**第二十二条十七款规定：手术清点记录是指巡回护士对手术病人术中所用血液、器械、敷料等的记录，应当在手术结束后即时完成。**手术清点记录应当另页书写，内容包括病人姓名、住院病历号（或病案号）、手术日期、手术名称、术中所用各种器械和敷料数量的清点核对、巡回护士和手术器械护士签名等。

《医疗事故处理条例》第二章第八条规定：医疗机构应当按照国务院卫生行政部门规定的要求，书写并妥善保管病历资料。因抢救危急病人，未能及时书写病历的，有关医务人员应当在抢救结束后 6 小时据实补记，并加以注明。第九条规定，严禁涂改、伪造、隐匿、销毁或者抢夺病历资料。

《手术安全核查制度》第五条规定，实施手术安全核查的内容及流程：

（1）**麻醉实施前：**三方按《手术安全核查表》依次核对病人身份（姓名、性别、年龄、病案号）、手术方式、知情同意情况、手术部位与标识、麻醉安全检查、皮肤是否完整、术野皮肤准备、静脉通道建立情况、病人过敏史、抗菌药物皮试结果、术前备血情况、假体、体内植入物、影像学资料等内容。

（2）**手术开始前：**三方共同核查病人身份（姓名、性别、年龄）、手术方式、手术部位与标识，并确认风险预警等内容。手术物品准备情况的核查由手术室护士执行并向手术医师和麻醉医师报告。

（3）**病人离开手术室前：**三方共同核查病人身份（姓名、性别、年龄）、实际手术方式，术中用药、输血的核查，清点手术用物，确认手术标本,检查皮肤完整性、动静脉通路、引流管,确认病人去向等内容。

(4)三方确认后分别在《手术安全核查表》上签名,第一步核查无误后方可进行下一步操作,不得提前填写表格。

结合本案谈谈在医疗护理工作中,护理文书书写常见的问题。

护理文书包括体温记录单、住院病人首次护理评估书、护理记录单、手术护理记录、重症监护记录等,在这些护理文书书写中常见的问题如下:

(1)体温记录单存在的问题: 体温记录单中,存在两种形式问题。第一是记录格式的问题,第二是书写内容的问题。

1)眉栏填写不全:未填写入院日期、病人年龄等。

2)项目记录不全:未填写首次血压、体重、呼吸、体温、脉搏、大便等信息。

3)40~42℃未填写有关项目:例如分娩、手术、出院、转科、死亡等。

4)24小时出入量或24小时尿量未记录到体温单上。

5)将病人年龄填写错误;或未及时更改病人年龄。

6)体温、脉搏绘制不清,有涂改、刮痕。

7)采取物理降温措施后,无半小时后重测体温的记录。

8)虚假的记录:病人请假外出或回家,体温单上却有体温、脉搏的绘制。

9)与医生记录不一致:医生病程记录病人呼吸急促或心率快,体温单上却记录了正常的脉搏和呼吸。

较之书写的格式不正确而言,书写内容的缺乏、不准确或编造更容易给医生对病人的诊断治疗带来误导或困难,可导致漏诊、误诊、延误诊治,给病人增加痛苦,甚至危及病人生命。

(2)住院病人首次护理评估书写中存在的问题

1)未按规定时间完成入院首次评估:入院首次评估要求在4小时内完成。而急诊入院病人可能刚入院就需要立即手术,只有等待病人手术后护士才能完成首次评估,这就造成了病人手术后的评估资料可能与病人入院时的实际状况存在出入。

2)评估资料不全面:入院评估包含对病人生理、心理等各项资料的收集和记录。护士在进行入院评估时,如果不够细心、时间紧急,或护士缺乏相关意识等原因,可能漏掉一个或几个条目。

3)评估资料缺乏真实性:护士为节约时间,完成当班任务,而不认真评估,凭感觉随意填写,评估不完整、不准确,与实际病情不符。

（3）护理记录单存在的问题

1）医护记录不相符：有些内容属于医生、护士都需要记录的范畴，如病人主诉、生命体征、病情变化等。有时候，护士对同一事项的记录可能会与医生的记录不一致。医疗记录不相符的最大问题是易导致患方对医院医疗护理工作的不信任。

2）护理记录与医嘱时间不相符：如医嘱输液时间为 10:00am，由于病人做检查或病人个人要求晚打针等情况，护士实际执行医嘱时间为 12:00am、4:00pm，甚至是 9:00pm。

3）护理记录不完整，缺乏反馈：如癌症疼痛病人给予止痛剂后未描述用药后的疼痛情况；气管切开病人吸痰后未描述痰液形状及量。以上护理记录只记录了医嘱执行情况，却未记录对症处理之后病情观察及反馈。

4）护理记录缺乏真实性：护理记录的原始素材来源于病人，是护士深入病房收集资料、提供护理服务和执行医疗护理操作之后的记录。但有的护士没有查看病人，也未对病人提供护理服务而随意进行记录。随意伪造的护理记录严重影响了病历的真实性，对医生诊治病情有误导作用，特别是病情变化时遗漏重要信息而延误病情，造成严重后果。

5）护理记录重点不突出：护士对重要的护理记录的内容应进行记录，但有时护理记录方面却没有体现重点。

6）字迹不清晰、潦草、涂改：护理文件书写要求规定，护理记录书写应字迹清晰可辨，严禁涂改、伪造病历资料。尤其是对一些关键词句或重要数据出现涂改或模糊，一旦发生医疗纠纷将失去其可信度。

7）健康教育记录的问题：表现为不全面、不具体、缺乏针对性和连续性，如特殊检查、治疗、手术前后无宣教记录。

8）签名不规范：在签名方面，出现各种签名不规范的情况。第一是漏签，即护士在记录后未签自己的名字。第二是签名简化、字迹潦草，难以辨认。第三是签名与执行者不符，即代他人签名或自己做的事签他人的名字。第四是签名时间问题，即护士在执行护理前签名。

（4）手术护理记录中存在的问题

1）手术护理记录单的内容不一致：例如手术过程中，手术医生可能根据具体情况，部分或完全改变手术方式，造成手术名称可能和手术通知单的拟施手术名称部分或完全不同，护士在填写手术护理记录单中"手术名称"时易造成与医生手术记录单不一致的情况，一旦发生医疗纠纷就会出现医护矛盾，造成举证困难。

2）记录不完整：手术护理记录项目一定要表达清晰、完整，尤其在记录单本身设计可能不完善的情况下。

3）错记、漏记：手术室工作繁重，手术护理记录项目又十分繁多，稍不注意就可能错记、漏记。

（5）重症监护记录中存在的问题

1）记录不及时：在实施抢救的过程中，医护人员的首要职责是争分夺秒地挽救病人的生命，可能没有时间书写有关记录。而不及时的记录不仅不能全面准确地反映医护人员对病人抢救与诊疗护理的过程，而且还有"延误病人抢救和治疗的嫌疑"。

2）缺乏真实性：重症监护记录单的设计表格普遍格子较小，一旦写错，不便于用正规的方法改正，所以很多护士选择用刀刮涂等方式修改，给人以企图改变或隐藏信息的印象。尤其是对一些关键词句或重要数据的涂改，一旦发生纠纷就会带来很大麻烦。

3）缺乏准确性：主要体现在两方面：一方面是医护记录不一致。其原因主要在于医护资料收集渠道和方法不同，判断能力的差异，部分病人提供病历的随意性以及医护之间缺乏及时沟通。危重病人护理记录中的药物治疗、病情变化和抢救过程的描述与医生记录的时间、药名等必须一致。另一方面是护理记录存在主观判断，导致缺乏准确性。

4）缺乏连贯及完整性：重症监护护理记录应能着重体现对病情变化的观察、所执行治疗或实施护理的具体措施及病人接受治疗或护理后的效果，使记录更具有动态连贯性及完整性。例如，记录中有病人疼痛的描述和记录，而缺乏使用止痛药后对病人疼痛的性质及持续时间的动态记录。

（二）管理学分析

本案中责任医院在手术安全管理上存在哪些问题？

本案中责任医院（甲医院）在给病人进行手术的手术记录和器械清单上，没有记载手术当时的器械、纱布等使用数量的核对情况，医护人员很有可能在手术结束后，压根就没有对手术器械和纱布进行清点，**违背了手术安全核查制度和手术物品清点制度。**

在医院管理中，该责任医院没有规范手术安全管理，细化手术安全核查和手术物品清点程序，明确手术医师、麻醉医师和手术室护士的三方责任，落实手术安全核查监督制度。术后也没有通过 X 线摄片、CT 等检查形式及时地、全面地核查手术部位等情况。该院在病人术前、术中以及术后管理等方面都存在缺陷，严重违背了**十八项医疗核心制度中的手术安全核查制度**。

为加强医疗机构的医疗质量管理，保障手术病人的医疗安全，医院职能部门应加强对本院手术安全核查制度实施情况的监督管理，提出质量持续改进的措施并加以落实。

实务指导

法律上对护理记录的书写做出明确的规定，但在实际护理记录过程中，护理人员会出现这样或那样的问题。不正确的书写一方面可能说明护理工作本身没做到位，另一方面是工作虽已做到位，但护理记录未能准确、客观、及时反映相关信息。这两种情况出现在作为法律文书的护理记录上，当护士面临诉讼或纠纷时是非常不利的。

1. 记录注意事项

（1）提高对护理记录的认识。意识到护理行为本身和护理记录是密不可分的，两者间是一个整体。护理记录与护理行为本身一样重要。

（2）选用适当表格，用墨水笔记录。

（3）在每一张纸上记录病人的名字和住院号。

（4）每一条记录注明日期和时间。

（5）及时记录。

（6）病人的重要叙述用引号标明。

（7）记录要具体。

（8）运用标准的缩写。

（9）运用医学术语自己确切了解其含义。

（10）记录症状时，用病人自己的话描述。

（11）记录要客观。

（12）每次执行操作后进行记录，绝不要事先记录。

（13）仅对自己做的事进行记录和签名。

（14）只在绝对必要时和对病人护理有利时修改护理记录。

2. 书写应避免的问题

（1）**遗漏：**包括所有的能帮助其他护士正确评估病人的重要事实，法院有可能会因为没有记录而认为护士没有实际操作或是隐瞒某些事实；不能记录任何主观的评论，而是记录有关病人的客观观察结果和病人的陈述内容。

（2）**模糊的记录内容**：避免写"病人情况很好""病人未诉疼痛"等模糊不清的内容。

（3）**不当的修改**：如擦掉或涂去书写错误。正确的方法是用双划线在错字上，标明"错误"二字，写明时间，并签名。不得采用刮、粘、涂等方法掩盖或去除原来的字迹。

（4）**未授权的记录**：只有护士本人才可以进行自己签名的记录。

（5）**错误或模糊的缩写**：只使用标准公认的缩写。

（6）**字迹不清，缺乏清晰度**：要确保别人看得清楚书写内容，如果不确定如何拼写，先查阅字典。

（7）**护士要为自己的记录签名**：在自己所有的记录后签全名，把名字签在一页纸的右边以此证明从上一名护士的签名开始到最后护士本人签名之间都是自己的记录。

（8）**避免产生令人生疑的修改和潜在的法律陷阱**：一般来说，如果一份医疗文件没有虚假和篡改的成分就被认为是准确的。被篡改的医疗文件在法庭上被认为是不可信的证据。

（周贝贝）

第三节　学习与思考

案例一、严重院内感染事故致8名新生儿死亡

案例概况

2008年8月28日至9月16日，某医院新生儿科共收治新生儿病人94名，9月5日至15日，先后有8名新生儿病人死亡。9月23日，卫生部和某省卫生厅在得知此事后立即成立联合专家组开展死亡原因调查。调查中发

现该院存在以下问题：一是医院管理工作松懈，医疗安全意识不强；二是忽视医院感染管理，未尽感染防控职责；三是缺失医院感染监测，瞒报医院感染事件；四是感染防控工作薄弱，诸多环节存在隐患。涉及护理管理方面的问题有病房新生儿用品的消毒方法不当，如奶嘴消毒方法错误；新生儿输液备头皮的备皮刀没有消毒时间的标示，使用前也不冲洗；用于新生儿的肝素封管液无使用时间标识等。

事故发生后，造成极为恶劣的社会影响。该省卫生厅决定，对该医院进行通报批评。给予撤销该院主要负责人院长、副院长、医务部主任、院感科主任、护理部主任、儿科护士长、新生儿病房护士长等人的职务；对8名死亡婴儿的家长分别赔偿18万元人民币，并退还所有治疗费用。

问题焦点

1. 结合案例谈谈医院感染质量控制有哪些法律问题？
2. 在临床护理实践中如何防范院内感染事故的发生？

案例二、护士长私售哌替啶给"瘾君子"

案例概况

某县第三人民医院的护士长、麻醉师郭某某自2013年冬季至案发前，身为医务工作者，利用职务之便，在两年时间内，先后八次向吸毒人员杨某、司某以每支40元的价格贩卖哌替啶42支，非法获利1680元。11月20日，犯罪嫌疑人郭某某因涉嫌贩卖毒品罪，已被该县公安局刑事拘留、追责。

哌替啶、吗啡类药物属于麻醉药品，临床上只用于晚期癌症或术后镇痛等。护士若利用自己的职务便利将这些药品提供给一些不法分子倒卖或吸毒者自用，则这些行为事实上已构成了参与贩毒、吸毒罪。因此，护理管理者应严格抓好这类药品管理制度的贯彻执行，并经常向有机会接触这类药品的护理人员进行法律教育。

问题焦点

1. 本案中护士长违反了特殊药品管理的哪些法律法规，应承担哪些法律责任？
2. 医院及护理管理者应如何加强这类特殊药品的管理工作？

案例三、"网约女护士"赚 50 赔 5 万

案例概况

看到身边几个同事在业余时间做"网约"护士，晶晶为贴补家用，也尝试着在网上接活。

她在 APP 上接了一单上门输液的活儿，病人，女，38 岁，胃病。是一个曾在他们科室住过院的病人，病人提供药水，护士负责注射。输的是泮托拉唑，每次服务费 50 元。临近下班，晶晶接到病人电话，病人让其帮忙买一袋生理盐水。晶晶下班顺手从科室里拿了一袋 250ml 的生理盐水，急匆匆赶赴病人家里。

输液进行了大约十五分钟，病人家属突然发现，这瓶生理盐水是过期的！果然，这袋盐水过期了！晶晶立马拔针，家属抢走了输液袋。由于医院明令禁止单位人员接私活，晶晶也不敢说这袋药水是从科室里拿出来的。晶晶不敢丢了工作，不敢声张，也没法说清楚这袋药的来历。

病人家属要 20 万赔偿，并先后到晶晶所在家庭、医院去闹……最后，被病人及家属要挟，赔付病人 5 万，才算了事，这件事下来，晶晶整个人是身心俱疲、苦不堪言。

问题焦点

1. "互联网＋护理服务"有哪些护理法律风险？本案中护士违反了哪些护理法律法规？
2. 从护理管理者与护士自身的角度分别谈谈如何保障"互联网＋护理服务"的护理安全？

（周贝贝）

第五章 管理——护理之道

第一节 理论精要

➕ 重要概念

（一）护理工作团队

美国著名管理学家斯蒂芬·P. 罗宾斯（Stephen P. Robbins）认为，团队就是两个或两个以上相互作用、相互依赖的个体，为了特定的目标而按照一定规则结合在一起的组织。护理工作团队是指由两个、两个以上技能互补，由直接和间接工作联系的护士构成，有特定护理工作目标，并共同承担责任，他们共同努力使总体绩效水平高于个体投入总和的护士个体组合。护理管理者要以身作则，创建一个适于组织成员相互作用、发挥各自才能的良好环境，从而消除由于工作或责任方面所引起的各种冲突，使组织成员都能在各自岗位上为实现组织目标做出应有的贡献。

（二）人力资源管理

舒勒等在《管理人力资源》一书中提出："人力资源管理是采用一系列管理活动来保证对人力资源进行有效的管理，其目的是实现个人、社会和企业的利益。"护理人力资源管理是管理部门以实现"以病人为中心"的护理服务目标为核心，从经济学角度来指导和实施护理人力与护理岗位匹配的管理活动过程。护理管理者必须从以下几个方面做好工作，包括人力资源规划、招聘、培训与开发、绩效管理、薪酬管理及员工关系管理。

（三）控制

控制是指按照既定的目标和标准，对组织活动进行衡量、监督、检查和评价，发现偏差，采取纠正措施，使工作按原定的计划进行，或适当地调整计划，使组织目标得以实现的活动过程。护理管理者在工作中要注意建立有效的控制系统，灵活运用各种类型的控制如前馈控制、过程控制和反馈控制，来限制偏差的积累，保证计划的顺利实施，对护理管理的各项工作进行及时的监督检查，并追踪整改措施的落实情况，从而确保护理工作质量和护理安全。

重要理论

（一）韦伯的行政组织理论

马克斯·韦伯（Max Weber），德国著名学者。他先后在柏林大学、维也纳大学、慕尼黑大学等多所大学执教。韦伯在管理思想史上的最大贡献就是提出了所谓"理想的行政组织体系理论"。他提出的行政组织体系结构主要分成三层，相当于现在人们广泛应用的高级管理阶层、中级管理阶层和低级管理阶层。韦伯也因而被人们称为"行政组织理论之父"。韦伯认为理想的行政体系的特点是：①组织成员职责明确；②组织有自上而下的职位等级系统；③组织通过考评进行人员的任用；④对组织成员进行合理分工和技术培训；⑤有奖惩和升迁制度；⑥组织成员的关系是简单的就事论事的关系。

（二）人本原理

人本原理是现代管理的基本原理之一，其实质就是充分肯定人在管理活动中的主体地位和作用。同时，通过激励调动和发挥员工的积极性和创造性，引导员工去实现预定的目标。人本原理特别强调人在管理中的主体地位，它不是把人看成是脱离其他管理对象的要素而孤立存在的人，而是强调在作为管理对象的整体系统中，人是其他构成要素的主宰，财、物、时间、信息等只有在为人所掌握，为人所利用时，才有管理的价值。具体地说，管理的核心和动力都来自人的作用。人本原理要求管理者在管理过程中要遵守能级原则、动力原则和行为原则，做到人岗匹配，并做好选人、用人、育人、留人等工作。

（三）法约尔的管理过程理论

亨利·法约尔（Henri Fayol），法国著名管理实践家、管理学家，古典管理理论创始人之一。法约尔1841年出生于法国的一个富裕资产阶级家庭。他的职业管理生涯长达58年，担任总经理职务达30年之久。法约尔对全面管理工作有深刻的体会和了解，积累了丰富的经验。在其代表作《工业管理与一般原理》中提出的一般管理理论对西方管理理论的发展具有重大影响，成为管理过程学派的理论基础。通过对经营和管理这两个概念进行比较，法约尔揭示了管理的定义和本质。法约尔明确提出了管理的五大职能是计划、组织、指挥、协调和控制。其中，控制职能是管理职能之一，与计划、组织、人力资源管理和领导等职能有着密切的关系。控制工作的作用包括，可以有效应付环境的不确定性对管理活动的影响；可以使复杂的管理活动能够协调一致地运作；可以避免和减少管理失误造成的损失。

理论实务

管理学的精髓是在特定的环境下，管理者通过执行计划、组织、领导、控制等职能，整合组织的各项资源，实现组织既定目标的活动过程。世界卫生组织（World Health Organization，WHO）对护理管理的定义是：护理管理是为了提高人们的健康水平，系统地利用护士的潜在能力和其他相关人员、设备、环境和社会活动的过程。护理管理是卫生事业管理的重要组成部分，是管理理论与方法在护理管理实践中的具体应用，科学有效的管理是保证和提高护理工作质量的关键。护理管理重在遵循事物变化运动之"道"，有效地运用各项职能，使护理系统高效运转，从而保证组织目标的顺利实现。

（朱军华）

第二节　案例解析与实务

案例一、小张护士长的委屈

案例概况

小张是医院的一名护士长，她所在的医院为了适应新的医学模式发展的需要，在病区是以疾病、器官、学科为基础收治病人，而不按传统的内外科来区分收治。因此，小张所在的病区既有内科病人也有外科病人，小张的病区医生分成两组，内、外科主任各带领一组医生，分管不同的床位。平时大家也能各司其职，相安无事。作为护士长的小张平时工作兢兢业业，带领全科护士配合两位科主任的工作，为病人提供优质的护理服务，取得了病人和医院各级领导的好评。

可是有一天，小张忽然接到医院纪委打来的电话，说有病人打了12345热线电话，投诉他们科在有空床位的情况下，却让病人在大冬天里住走廊加床。院领导对此事非常重视，不仅批评了小张，而且要求小张妥善解决此事，给病人一个满意的答复。

小张带着满肚子的委屈，找到了护理部主任，她对主任说："主任，您说这件事怎么能批评我？我们科的情况院领导也是了解的，内、外科床位相对固定，平时病人不是很多，大家各自收治病人，倒也能相安无事。可是最近由于季节原因，内科病人突然大量增多，内科的床位不够。外科虽然有床位，但是外科主任害怕手术病人被交叉感染，即使外科病床空着，也拒绝内、外科病人混住。我也没有办法，只好给病人在走廊加床。其实病人住走廊，给我们护理工作也带来了很多不便，我们也是生怕病人不满意，尽量满足病人的一切需求。还有两个主任都是大咖，谁会听我的？我如何妥善解决这件事情？"说到此处，小张急得眼泪都流了下来。

🔍 问题焦点

1. 在本案例中，存在的最突出的管理问题是什么？
2. 医院的管理者应该从这件事中吸取什么教训？
3. 护理部主任该如何帮助小张解决问题？
4. 该案例是否违背了管理伦理原则？

➕ 理论导读

组织设计是指科学整合组织中人力、物力、信息和技术的工作过程。设计一个科学合理的组织结构，对于提高组织的管理效率，取得良好的社会效益和经济效益起着重要作用。为实现组织目标，有效配置组织资源，更好地实时控制，在组织设计的时候，应遵循目标明确原则、统一指挥原则、分工协作原则、层幅适当原则、责权对等原则和稳定适应原则。

其中统一指挥原则是指每个下属只能接受及服从一位上级主管的指挥，才能保证组织行动统一，步调一致。遵循统一指挥原则，建立严格的制度，可以最大限度地防止多头领导和无人负责现象，保证有效地统一和协调各方面的力量和各部门的活动。组织分工虽然按照专业化的原则设计部门，但是分工越细，专业化水平越高，部门越多，协作就会变得困难。因此，在合理分工基础上加强协作，才能发挥组织的整体功能，达到提高组织绩效的目的，这是分工协作原则的要求。责权对等原则是指责任、权力、利益三者之间是不可分割的，权力是责任的基础，责任是权力的约束，利益的大小决定了管理者是否愿意担负责任以及接受权力的程度，因此，责权利的协调、平衡和统一是组织高效运转的必备条件。

组织文化是一个组织在其生存与发展过程中形成的，并区别于其他组织，是该组织成员共同的价值观、基本信念、组织哲学、行为规范、处事规则等的总和及其在组织活动中的外在表现。组织文化的作用包括凝聚作用：组织文化是凝聚组织成员的感情纽带；导向作用：组织文化将个人价值取向和行为取向引导到组织目标和共同的价值取向上来；规范作用：组织文化所建立的共同价值体系、基本理念和行为规范，会在组织成员心理深层形成一种定势，约束和控制人们的行为意向，规范和制约组织成员的行为，弥补正式权责关系和规章制度的不足；辐射作用：组织文化除了对本组织具有重要影响外，还会随着组织产品、服务、广告、宣传、对外交往等活动传播到组织外部；束缚作用：当组织环境发生动荡变化时，如果组织中传统的共同价值观和组织目前进一步提高效率的目标不相符时，组织文化就可能束缚组织的变革和发展。

点评分析

本案例中的问题一、问题二和问题三涉及组织设计和团队建设及管理实践问题，应该用管理学的相关知识进行分析。问题四涉及管理的伦理原则，应该用伦理学知识进行分析。

（一）管理学分析

在本案例中，存在的最突出的管理问题是什么？

本案例最突出的管理问题是：医院在最初科室设计的时候违背了组织设计中的统一指挥原则和分工协作原则，让科室内有内、外科两个主任共同领导，出现了分头领导的局面。他们虽有分工，但是没有协作，各自为政，时间一长必然有冲突产生。出现问题的时候，医院的管理部门要求护士长来解决问题，协调两位主任之间的关系，又违背了责权对等原则。该科室也没有进行团队建设，形成良好的组织文化，使得两位科主任遇到问题不能从大局出发，好好协商解决问题。

护士长是医院护理管理体系中最基层的管理者和组织者，是科室护理工作的具体领导者和指挥者，担负着专业护理服务和行政管理的双重职责。护士长要负责整个护理单元日常工作的管理，负责人力调配与物资保障，负责护理服务效果的监督检查和持续改进，负责本科室护士护理专业的发展与提高，同时要负责协调各部门之间的关系，以保障护理工作的正常进行。护士长的具体职责表现在：①在科主任和科护士长的领导下，负责本病区的行政管理和护理工作。②根据护理部和科内工作计划，制订病区护理工作计划，并组织实施，认真做好护理质量检查记录和统计工作，并定期总结。③合理排班，注重人力搭配，保证节假日护理工作质量，安排工作体现"以病人为中心"，做到日有安排，周有重点，月有计划。④负责本病房护士素质培养工作，教育护士要加强责任心，改善服务态度，遵守劳动纪律，密切医护配合。从护士长的上述工作职责中可以看出，**护士长没有权利也没有职责，更没有足够的影响力去协调两位科主任之间的工作。**

医院的管理者应该从这件事中吸取什么教训？

作为医院的管理者，在组织设计的时候首先就应该考虑到，**同一个科室设置内、外科两位主任，多头领导就为矛盾的产生埋下了伏笔，应该在科室里以一位主任为主要领导，统一协调指挥，分工合作。**俗话说"一山难容二虎"，如果两位主任能力都很强，可以让他们分别担任不同科室的主任。这样各自领导一个科室，既可以发挥他们的优势，又减少了工作中的内耗。**矛盾出现了，在不影响医院现有的组织架构下，医院管理者下一步要做的是推动科室内的团队建设，形成良好的团结互助的工作氛围。**美国著名管理学家斯蒂芬·P.罗宾斯（Stephen P. Robbins）认为：团队就是两个或两个以上相互作用、相互依赖的个体，为了特定的目标而按照一定规则结合在一起的组织。团队对组织的影响包括：①团队有助于提高组织的运行效率。②团队的群策群力有助于营造良好的合作氛围，并提高决策的科学性。③团队更关注集体成绩的价值导向，有助于减少成员间的恶性竞争。

团队建设的核心原则：提出清晰的团队使命、形成互补型团队（专长、角色、性格、年龄）、注重非正式沟通、淡化领导、塑造合作文化。医院领导在以后针对该科室的工作中，要帮助两位科主任和护士长明确整个科室是一个整体的观念。把内外科设置在一起，应起到优势互补的作用，其目的是更好地为病人解决疾病的痛苦，出现问题了，大家要团结协作，协商解决。世上没有完美的人，但是可以有完美的团队。

有时候人多并不一定力量大，因此，领导团队的行动指南应包括：①强调共同的兴趣与价值观；②利用典礼、仪式和象征符号来促进集体认同；③鼓励和促进社会交流；④宣传团队活动和成就；⑤召开过程分析会议；⑥提高相互合作的奖励；⑦在真实条件下举行实践练习研讨活动；⑧利用事后总结来促进团队的集体学习。

在本案例中，**医院现有的内外科医生虽然在同一个科室一起工作，但形成的只是一个工作群体，并没有真正形成工作团队**。其根本区别是工作群体是各自为政的工作岗位，不注重成员之间的积极配合，其绩效水平仅仅是所有群体成员个体贡献的简单相加。而工作团队的显著特点是通过团队成员的协调努力和相互之间的积极配合达到组织绩效水平高于个体投入的总和。高绩效团队的特征：①团队目标明确；②优势互补；③团队领导工作有效；④团结协作；⑤沟通渠道通畅；⑥互相信任；⑦凝聚力强；⑧肯定与欣赏；⑨团队规模适宜。

最后，**医院的管理者在处理问题的时候也要做到积极调查研究，明确下属的职责，做到赏罚分明**。护士长虽然是临床一线的管理者，但是她仅仅是护理管理者，不能只要出现病人不满意，就都归咎在护士长或护士身上，这样是没有办法从根本上解决问题的。

护理部主任该如何帮助小张解决问题？

按照护理组织管理层级，小张应先向科护士长反映情况，寻求支持，科护士长解决不了的问题，再向护理部主任汇报。**护理部主任首先应该认真倾听小张的诉说，搞清楚事情的来龙去脉，而不是一味指责小张没有处理好与科室主任及病人的关系**，导致病人投诉。护理部主任的角色是医院护理工作的领导者，是护理工作的直接组织者和指挥者，决定着医院护理质量与安全的风向标，引领着医院护理学科的未来发展。但是协调科室主任的关系并不是护理部主任的工作，这时候，**护理部主任可以求助于她的直接领导**，一般也是科室主任的领导，即业务院长。护理部主任可以先和小张去病人处，真诚地和病人道歉，并表明解决问题的诚意。然后再到业务院长处，请其出面，与两位科主任协商解决床位问题。整个病区的床位视内、外科病人的收治情况协调安排，可以把手术病人移到单人间或两人间，把大病房留给内科，解决走廊加床的问题。

护理部主任还应该安抚小张，让其认识到矛盾是普遍存在的，有矛盾、有冲突才能暴露问题，不断解决问题，医院的管理水平也就在不断提高。另外，护理部主任可通过说服和教育，使小张不因此次事件而影响工作的积极性和热情。

（二）伦理学分析

该案例是否违背了管理伦理原则？

医学模式是人们的医学观和医学思维方式，是人们对人类生命、健康和疾病的根本观点和总看法，也是各个历史时期具体医疗活动和医学研究活动的总指导原则。医学模式的形成和演变是一个历史过程，不仅同医学自身的发展密切相关，而且与社会政治经济、科学、科技、文化密切相关。它是由各个时期医学发展水平、医学研究的主要方法和思维方式决定的，它形成以后，又反过来对各个时期的医学研究、医疗卫生工作、临床诊治及医学教育产生强大的能动作用，成为其指导思想和工作方针的理论基础。随着社会经济、文化、科学、哲学和医学的发展，医学模式经历了一系列的转变，从远古时代的神灵医学模式到古代的自然哲学医学模式，近代的生物医学模式，再到20世纪50年代以后才逐步形成的生物-心理-社会医学模式。因此，医学模式本身是变化发展的，与各个时期社会、经济和科学发展的总体状况及哲学思想紧密联系。

医院管理伦理的基本原则包括以病人为本，民主公正以及效率公平。首先，医院管理的首要任务是以病人为中心，全心全意为病人服务，满足病人正当利益和合理需求。机械地将医学模式理论应用到医学实践，是对医学模式本身的误解。其次，医院管理中的民主公正要求坚持人格平等，权力的相互监督和制约，管理行为的程序公正化和公开化，赋予组织成员参与管理和决策的权利和机会，管理者平易近人、善待人才、合理分配、利益共享。本案中院领导在没有充分了解情况的前提下，批评小张护士，对于小张来说是不民主的。同时，医院内部医护人员之间权力划分过于明显和严格，是不利于和谐相处的。

实务指导

在本案例中,护士长小张向护理部主任倾诉所受的委屈,寻求解决问题的办法,那么作为医院基层的护理管理者,在面对工作中的冲突时,除了向上级寻求帮助外,还应该做到:

1. **沟通** 不良沟通是团队成员间引起冲突的重要原因之一,通过有效沟通增进护士之间、医护之间、护患之间的相互理解和信任,可以消除误会。沟通可以为冲突双方提供会面和信息交流机会,帮助冲突双方对问题进行准确客观的认识,减少冲突的发生。

2. **妥协** 上级部门如医务处、护理部在下达指令性任务时,如果科室比较繁忙或护士较少时易发生冲突,但这时必须支持上级工作。比较恰当的方法是采取向上级妥协。

3. **安抚** 在护患冲突、医护冲突中,护士长要及时了解情况,一方面要及时安慰病人和家属,不使矛盾激化、升级。如果医护方面存在不足,应主动道歉,对批评和投诉要虚心接纳。另一方面要及时安抚护士,不让护士带着委屈情绪工作。因为,护士在工作中难免会受到病人和家属的误解和责难,加之医护关系的不和谐,护士也会受到委屈。

4. **调停** 调停是借助第三方力量来解决冲突的一种方法。调停者可以是护理团队中的资深护士、护士长、护理部主任或对解决问题具有一定权威的有关人员。针对引起冲突的原因,调停者与冲突双方共同商讨涉及双方争议的有关问题,各抒己见,并谋求一个双方认可的解决方案,如果双方不能达成都可以接受的方案,冲突双方可以将矛盾交给调停者,并接受调解结果。

5. **团队文化建设** 科主任和护士长要注意创造良好的科室文化,它是影响医生和护士做什么及如何做的重要因素,这种文化在医护人员形成态度,指引行为,维持人际关系,增强医护群体凝聚力,创造团队业绩等方面具有直接的影响。这是一条在较高层面认识基础上,通过提高成员价值体系的认知水平来解决冲突的途径。

(朱军华)

案例二、他，该何去何从

案例概况

晓飞是一名毕业6年的男护士。刚毕业时应聘到一家三甲医院血透室工作，半年后离职，做起了生意。生意失败后，决定还是干回自己的"老本行"。经过资格筛选、理论技能考核、面试等环节，晓飞顺利入职一家医院，进入试用期。

入职后，晓飞被分配到消毒供应中心。1个多月后，消毒供应中心护士长向护理部反馈，晓飞在科室不仅不能与同事融洽相处，还发生了一起不良事件——在清洗消毒过程中，损坏了内镜，并请求将晓飞调离消毒供应中心。

护理部主任找晓飞谈话后，将他调整到急诊医学科。急诊医学科护士长了解情况后，安排了一名工作9年的护士作为带教老师，并向晓飞明确了专科岗前培训目标及计划内容。同时也对晓飞提出了要求：要严格按照培训计划完成各个培训项目。培训完成情况及考核成绩将作为其试用期考评的依据（按照人事科的规定，新入职人员要经过三个月的试用期，如试用期间不合格，将不被聘用）。

一个月后，带教老师向护士长反映：晓飞不能按内容和要求完成专科岗位培训计划。同时晓飞也向带教老师表达了他的困惑：这些规章制度为什么要学习熟背？另外，同事们好几次发现晓飞会在夜里两三点到科里练习操作。晓飞还在参加医院理论考核不合格补考期间，打电话让同科室护士代考，该护士不同意，晓飞就不停地给对方打电话……

急诊医学科护士长将情况上报给了护理部和人事科，并且与晓飞进行了一次谈话。晓飞态度很诚恳，表示很珍惜这次工作机会，对于未完成科室培训计划的情况，在接下来的试用期间认真严格按计划落实。但谈完话后，晓飞随即责问带教老师是否向护士长告状了。急诊医学科护士长又找晓飞谈了一次话，向护理部汇报后，对晓飞予以劝退处理。

问题焦点

1. 本案例中，医院在人员招聘中是否存在问题？晓飞入职后，被安排在消毒供应中心，是否合适？

2. 晓飞入职后的培训是否存在问题？

3. 从晓飞入职后的现实状况看，晓飞是否存在心理问题？

理论导读

舒勒等在《管理人力资源》一书中提出，"人力资源管理是采用一系列管理活动来保证对人力资源进行有效的管理，其目的是实现个人、社会和企业的利益。"护理人力资源管理是管理部门以实现"以病人为中心"的护理服务目标为核心，从经济学角度来指导和实施护理人力与护理岗位匹配的管理活动过程。主要内容包括：人力资源规划、组织结构设计、招聘与配置、教育培训、绩效评估、薪酬与激励、职业发展等方面，也就是选人、用人、育人、留人。

招聘与选拔是指着眼于现在和未来的岗位需求，确定哪些岗位需要补充人员，以及如何补充的过程。一般招聘选拔有两种方式：内部选拔和外部招聘。两种方式各有优劣，因此在整个招聘与选拔过程中，采取科学、全面的甄选方法相当重要，可以综合应用理论考试、面试以及对应聘人员的资料分析，确保选人的效果。

岗位分析，又称为工作分析、职位分析或职务分析，实质上是全面了解岗位并获取与工作相关的详细信息的基础性管理活动。要知道有哪些岗位？每个岗位上需要做什么？怎么做？做到什么程度才算合格？做这些事需要具备什么能力的人才能去做？必须通过岗位分析，对医院各个工作岗位的岗位基本情况、任职资格、关键职责、工作内容、工作权限、绩效考核等进行调查后，给予客观描述，最终形成岗位说明书。

管理大师彼得·德鲁克（Peter Drucker）曾说："在信息时代中，每家企业都要成为一个学习型组织。同样重要的是，它也要成为一个传授知识的组织。"由于人才资源的短缺，即使具备了岗位所必备的任职资格与相应的能力，但如果环境变化了，仍然需要有一个与岗位相适应的过程。所以，大多数时候一个岗位上的员工只是一个潜在的胜任者，要完全胜任岗位的要求，还需要进行持续的培训教育，达到能力的提升。

点评分析

本案例问题一和问题二涉及护理人员的招聘、使用和培训，应该运用护理人力资源管理的知识进行分析。问题三涉及护士是否存在心理问题，要运用心理学的知识进行分析。

（一）管理学分析

本案例中，医院在人员招聘中是否存在问题？

要回答这个问题，首先需要了解在招聘过程中，如何采用科学的甄选方法。理论导读中提到，**科学的甄选方法有：对应聘人员资料进行分析、理论考核、面试**。面试主要是通过主试和被试双方面的观察、交谈等双向沟通方式，了解应聘人员的素质特征、能力状况以及求职动机等情况的一种人员甄选与测评技术。本案例中，护士晓飞参加的面试，采取的是单一的小组面试，即成立一个专门的面试小组对应聘者实施面试，成员一般由人力资源管理人员、专业技术人员、招聘科室负责人以及有关领导等共同组成。不同专业的人员只提问与本专业相关的问题并做出评判，面试成绩由小组集体决策。结合本案例，**建议可结合岗位的特点和具体情况，综合心理测试、情景模拟、压力面试等多种类型面试相结合**。因为护理工作的服务对象是人，除专业知识与技能以外，职业态度、责任心、沟通能力等，都是能否胜任护理工作的重要因素。具体面试方法如心理测试有能力倾向测验、人际交往测验、个人兴趣测验及成就测验；压力面试可通过观察求职者在面临压力时的反应能力而确定其与工作岗位的适应性。如此，可以大幅度提升对晓飞评价结果的客观性、准确性和适用性。

晓飞入职后，被安排在消毒供应中心，是否合适？

首先需要了解一下护理人力资源配置。**护理人力资源配置是以护理服务目标为宗旨，根据合理岗位合理分配护士数量，保证护士、护理岗位、护理服务目标合理配置的过程**。人力资源管理的出发点及最终目的都是实现效益最大化。在配置过程中，要求管理者分析个人能力与岗位要求的基础上，实现个体与岗位的最佳结合，从而充分调动护士工作积极性，高效利用护理人力资源。本案例中，消毒供应中心无论在工作内容，还是工作环境，以及工作性质上都具有一定的特殊性。消毒供应中心的工作质量和服务质量是保障临床医疗工作顺利进行的重要环节之一，是医院各种病菌污染物集中的场所，同时也是各类无菌物品、器械供应基地。因此，应该根据消毒供应中心的工作任务、职责、工作流程、工作条件、环境及社会环境的描述，即消毒供应中心的岗位描述，对实际承担者的任职资格，即消毒供应中心护士的核心能力进行分析，评估实际承担者能否胜任专职岗位。

本案例中，要达到个体与岗位的匹配，首先应该对护士晓飞的个人能力进行分析。晓飞毕业后，入职一家综合性三级甲等医院血透室工作，半年后辞职，与朋友合作生意5年多，失败后又重新返回临床，应聘入职。根据晓飞的工作经验、消毒供应专科岗位技术和能力等相关任职资格评估，并不适合把晓飞安排在消毒供应中心。该医院应该对入职后的护士进行个人能力分析评估，把合适的人安排在合适的岗位，做到人适其事，事得其人，人尽其才，事尽其功，从而达到人与事匹配的人力资源管理目标。

晓飞入职后的培训是否存在问题？

护理人力资源管理除了选人、用人，还有很重要的环节：育人、留人。领导者和人力资源从业者都有很深的体会：尽管严格按照岗位任职资格和招聘程序配置了人员，但短期内往往还是难以胜任。理论导读中提到：**大多数时候一个岗位上的员工只是一个潜在的胜任者，要完全胜任岗位的要求，还需要进行持续的培训教育，达到能力的提升。**因此，入职后的培训非常重要，核心就是通过有计划、有组织的岗前培训和岗上培训，提高护士的理论素养、知识水平和业务技能，改变护士的价值观、工作态度和工作行为，使护士能够胜任现有的工作岗位。培训实施过程中，需要**遵循五项原则，即与组织战略发展相适应原则、按需施教学用一致原则、综合素质与专业素质培训相结合原则、重点培训和全院培训相结合原则、长期性与急用性相结合的原则。**人力资源培训与开发计划制定的基本要素（4W2H）是：What：培训的对象是谁？培训的目标和内容是什么？When：需要多少时间？什么时候启动？Where：在何处进行培训？Who：由谁来培训？选择何种培训资源？How：采用什么方法和手段进行培训？培训的实施步骤及要点？How much：培训的投入与预算？

本案例中，护士晓飞在消毒供应中心入职不到一个月，进行了内镜清洗消毒操作，并在操作过程中，造成了内镜损坏。同时，护士长在反馈中提到，晓飞在科室与同事相处并不融洽。很显然，按照上述的培训原则，消毒供应中心制订培训计划时，未能根据护士晓飞的知识结构、能力结构和岗位的实际需要开展培训活动。同时，在培训过程中，除了提高专业素质外，没有组织文化建设内容的培训。相对而言，晓飞在急诊医学科的培训计划较完善，包含了 4W2H 基本要素。但是本案例中，护士晓飞并未能将培训所学的知识、技能应用到实际工作中。根据统计数据显示，通常只有 10% 的培训内容被转移到实际工作当中。因此，要做到"学以致用"，必须理论联系实际，尽量采用演示、讨论、角色扮演、案例分析等培训方法。

（二）心理学分析

从晓飞入职后的现实状况看，晓飞是否存在心理问题？

在心理学的研究中，**压力也被称为应激，是个体察觉到内外环境中的各种刺激对其生理、心理及社会系统产生威胁时，而引起适应或适应不良的动态过程**。刺激因素又被称为应激源，对于人类来说，它相当于各种生活事件。对应激源的适应结局称为应激反应，包括生理、心理和行为反应。从案例中描述的情境可推测，护士晓飞在入职之后面临着多种属性的应激源，包括生理性应激源（如消毒供应中心的细菌、病毒、放射性物质，急诊医学科的噪音）、心理性应激源（如面对试用期考核的焦虑情绪，不能胜任工作的挫败感）、社会性应激源（如与同事之间紧张的人际关系）、文化性应激源（如医院陌生的工作环境带来的挑战）等，显然他没有能够有效地应对这些应激源，出现了对于承担护士这个角色无法适应的结局，因而导致包括失眠、不能完成业务考核在内的生理问题、负性情绪和不良行为。

探寻晓飞角色适应不良的原因，可以通过应激过程模型来分析。该理论认为，**应激是由应激源到应激反应的多因素作用的过程，这个过程受到个体的认知评价、应对方式、社会支持和人格特征等多种因素的影响**。晓飞的心理问题可能正是因为这几个中介因素出现了问题。首先，他向带教老师质疑为何要学习规章制度，是对于规章制度在规范临床实践、杜绝医疗差错、提高护理质量等方面的重要性产生了认知评价的偏差，因而进一步影响了他学习的动机和投入程度。再者，晓飞在接受了急诊医学科护士长带有批评教育性质的谈话之后，不是立即用行动来弥补自己的过失，而是向带教老师发泄他的愤怒情绪，这种消极的应对方式是以情绪为中心，将遇挫的原因归结为他人或外部环境，不能够发挥个体本身在事件中的主动性。此外，消毒供应中心护士长反映晓飞的人际关系紧张，可见，由同事构成的个体重要的社会支持系统，在晓飞这里也没能够发挥减弱应激源负性刺激的效果。

从心理护理实践的角度来说，想要解决晓飞的问题，**首先要建立平等友**

好的咨询关系，深入全面地了解晓飞真实的内心想法，找寻心理问题产生的原因。再针对性地选择恰当的心理干预措施，例如认知行为疗法、正强化技术、示范法等，帮助他重建健康的应激过程，并关注干预效果和个体的反馈，以便及时调整方案。

实务指导

人力资源培训与开发是一项系统工程。在该案例中，针对新入职护士的特点和个体需求，遵循人才培训和开发的原则，落实以下几个步骤：

1. **需求分析** 识别科室和个人的培训需求是制订合理的培训目标和完善培训计划的前提和基础。需要回答以下几个问题：科室中存在哪些可以依靠培训来解决的问题？哪些人需要培训？哪些方面需要培训？护理人力资源培训和开发需求分析可从医院（科室）、任务、护士个体三个方面进行分析评估，确保制订实施的培训与开发内容与组织和个人需求相一致。

2. **确定目标** 在人才培训和开发的需求分析基础上，确定培训所要达到的目的和预期目标，即培训目标。同时，要与目标、资源、个体基础、培训条件相协调，确保可操作性、可测量性。

3. **制订计划** 根据所确定的培训目标，按照培训计划的基本要素（4W2H）进行培训项目的具体设计。有效的培训项目设计包含了项目描述、培训目标、详细的课程计划和时间安排表等。

4. **组织实施** 落实培训计划的各个要素，并在实施过程中，不断根据实际情况进行调整，从而实现培训目标的过程。在实施前，要与个体明确以下几点：①培训的目的、要求和内容；②培训中所需要的各种资料；③安排好培训的场所和设施；④随时提供帮助；⑤培训完成情况要记录完善。

5. **成果转化** 培训成果转化，就是培训对象能将培训的知识和技能应用到实际工作中，并能产生工作态度或习惯上的改变，从而提高工作绩效的过程。为了确保培训效果，实现培训成果转化，在培训过程中注意理论联系实际，运用案例分析、角色扮演、分组讨论等培训方法。

6. **评估改进** 培训评估改进贯穿在整个人力资源培训与开发过程中，对培训开发项目的计划方案和培训效果进行动态评价，以此作为后续培训开发项目改进的依据。在对某个专项的培训效果评估时，可借鉴柯氏四级培训评估模式。柯氏四级培训评估模式（Kirkpatrick Model）简称"4R"，它是由著名学者威斯康星大学教授唐纳德·L.柯克帕特里克（Donald.L.Kirkpatrick）于1959年提出，是世界上应用最广泛的培训评估工具。主要内容包括反应评估（reaction）、学习评估（learning）、行为评估（behavior）和成果评估（result）。按照相应的标准和办法完成培训效果评估的程序后，可形成一份完整的评估报告。以此作为改进培训内容、培训方式、教学进度等方面的参考依据。

（丁婧婧　雷　阳）

案例三、药物外渗导致的投诉

案例概况

病人张大爷，男，72岁，诊断：肾功能不全、甲状腺肿大。入住某医院普外科行甲状腺切除术。术后第三天，病人测血钙浓度为1.95mmol/L，医生开具医嘱5%氯化钙20ml+0.9%氯化钠250ml静脉滴注。工作第一年的护士小王见医嘱，便自行按照医嘱执行配药，选择上臂腕部静脉给予留置针穿刺。下午交班时，小王与工作三年的夜班接班护士小李到病人床边交接，发现病人留置针穿刺处皮肤有2cm×1cm发红，小王询问病人有无疼痛，病人说感觉不到疼痛，小王未给予处理，交代夜班护士多观察就下班了。小李接班后按照护理级别按时巡视。至晚间21时，病人突感手臂疼痛，小李赶来发现其浅静脉置管处6cm×8cm淤紫，立即拔除留置针，给予25%硫酸镁湿敷，并嘱其抬高手臂。

第二天早上，仍由小王分管该病人，床边交接班时，发现穿刺处淤紫范围扩大至10cm×15cm，伴有2处约2cm×2cm水疱，小王感觉事情严重立即汇报护士长。护士长随即给予创面处理，用无菌注射器抽吸水疱，康惠尔水胶体敷料保护创面，继续抬高患肢，病人诉疼痛感加强。静脉输液小组会诊后，认为是高渗性药物外渗导致局部皮肤及组织损伤、坏死，建议请手外科会诊给予清创治疗。当天下午在臂丛麻醉下给予病人行前臂清创植皮VSD引流术。经过16天的精心治疗护理，病人左前臂植皮区皮片存活良好，随即出院。但是，病人拒绝支付因药物外渗额外增加的费用8000多元，并要求赔偿误工费、营养费、精神伤害费。

🔍 问题焦点

1. 本案例出现氯化钙药物外渗，导致病人前臂皮肤组织受损，在护理管理上出现了哪些问题？
2. 作为护士长应该如何加强管理，防止类似事件的再次发生？
3. 如何解决与病人之间的纠纷？

⊞ 理论导读

控制是指按照既定的目标和标准，对组织活动进行衡量、监督、检查和评价，发现偏差，采取纠正措施，使工作按原定的计划进行，或适当地调整计划，使组织目标得以实现的活动过程。控制是管理的重要职能之一，它涉及每一个层级的护士，贯穿于护理工作的全过程。

按照控制点位置的不同，可以分为前馈控制（feed forward control）、过程控制（process control）和反馈控制（feedback control）。前馈控制，也称为预防控制、基础质量控制，是指在实施管理前，对活动产生的结果进行预测，并采取有针对性的预防措施，避免可能出现偏差的一种质量控制方法。过程控制又称同步控制、现场控制或环节质量控制等，是在计划执行的过程中对过程环节所实施的控制。反馈控制又称事后控制、后馈控制等，是在行动结束之后，对输出环节所进行的控制。

👤 点评分析

本案例的问题一和问题二涉及护理安全的管理，可以采用护理管理学中控制的相关知识来分析。问题三要解决护患之间的纠纷，涉及法律问题，需要用法律的知识进行分析。

（一）管理学分析

本案例出现氯化钙药物外渗，导致病人前臂皮肤组织受损，在护理管理上出现了哪些问题？

要回答此问题，首先需要知道质量控制的类型，才能指出护理管理存在的薄弱环节。质量控制的类型包括：

前馈控制是建立在提前采取防范措施、实现事前纠偏、防患于未然的基础上，对可能出现的失误或护理缺陷提前做好防御措施，提高护理质量。为保证护理工作的延续性，应强化前馈控制并规范管理。实施前馈控制之前，管理者必须对整个运行系统有一个全面、深刻的认识，掌握大量有关未来的各种信息，充分估计各种因素对计划的影响，才能对这些因素进行预防性控制来防止偏差的发生。在本案例中，护士小王较为年轻、缺乏经验、知识储备不足，对有关高危、高渗药物使用的相关规范及护理操作流程等掌握不全，对药物当时的不典型性外渗未及时发现，对病人输液注意事项的宣教落实不到位，导致盲目执行医嘱，把高危、高渗药品经外周静脉输注而引起外渗。同时，护理排班在班次人员搭配之间未体现"传帮带""老带新"的原则，前后两名护士的工作年限均较短，都在1~3年内，属于N0、N1级护士，缺乏工作经验与敏锐的病情观察能力，未能做到很好的对症指导。这些都反映了该科室护理管理的前馈控制方面存在安全漏洞，未能充分考虑专业培训与考核、评估护士能力、宣教落实、班次人员之间的搭配等因素对护理工作的影响，同时缺乏对药物外渗的应急处理预案。因此，护士在具体执行过程前不能有效地进行预防控制。

过程控制具有指导和监督两项职能。指导是指针对工作中出现的问题，管理者根据自己的知识和经验，对下属所进行的技术性指导，或与下属共商纠偏措施，帮助下属正确地完成任务。监督是指对照标准检查正在进行的工作，以确保工作任务的完成。过程控制因管理者的技术指导兼有培训员工的作用，能够提高员工的工作能力和自我控制能力。但由于受到时间、精力、业务水平等的限制，管理者很难事事亲临现场，所以过程控制主要由基层管理人员执行。又由于其是针对具体人员的特定行为，所以比较容易形成控制者和被控制者之间的心理对立。因此，要做好言传身教，确保控制的有效性，管理人员必须加强自身学习，努力提高自身素质，不断提升管理艺术。

本案例中，护士长对护士临床工作缺乏监督，下午交接班时作为护理管理人员理应跟随责任护士进行护理单元所有病人的床边交接班，但她也未发现病人穿刺处的发红，未能给予及时的指导，提出改进措施。另外，缺乏基层管理指导人员（即高年资、经验丰富的护士）的交接与指导。前后两班交接的两位护士工作年限均较短，经验不足，对病情的观察能力不够，风险意识薄弱；护士小王在交接班时发现静脉置管处发红，没有立即做出对应的干预来减轻伤害，接班护士小李也没有意识到要采取干预措施和向护士长汇报，任由事态向严重方向发展。

反馈控制 其目的不是要改进本次行动，而是纠正下一次的行动，防止偏差再度发生或继续发展。尽管反馈控制对于已经发生的偏差和造成的损失几乎是于事无补，但由于受到各方面条件的限制，这一控制方法仍然被广泛地使用，正可谓"亡羊补牢，未为晚矣"。它能够帮助我们更好地把握行动规律，为更好地实现组织目标创造条件。在护理质量控制中的"基础护理、特一级护理、护理安全、消毒隔离、病房管理等的达标率""压疮发生率和治愈率"及"静脉使用高危药物外渗率"等统计指标都属于反馈控制指标。这些指标的分析还能够为护理管理者对各层级的考核以及提升各项护理质量提供科学的依据。

本案例中发生氯化钙药物外渗事件后，护士长积极采取干预措施，及时请外科会诊给予清创手术，最后病人预后良好。护士长虽然做到了及时反馈控制，但是，此事件增加了病人身体及心理的伤害，而最终导致病人投诉并要求金额赔偿。因此，护士长应组织全科人员开展对此次事件的讨论，分析事件发生的原因，提出整改措施，加大年轻护士的培训力度、组织科室低年资护士加强静脉输液技术练习，妥善固定输液部位；制订药物外渗等级评判与应急处理的标准，带领病区护士学习并考核液体外渗危险的评估、液体外渗防范措施；实行弹性排班，合理分配各班次护理人力，增强高年资护士的交接指导与二次把控的作用；完善绩效考核体系，做到赏罚分明。

因此，护理质量控制要始终坚持：①以"预防为主"的方针；②贯穿在护理工作基础质量、环节质量和终末质量形成的全过程；③全员参与；④前馈控制、过程控制和反馈控制的有机结合；⑤实施从护理服务质量到护理工作质量的全方位综合性控制。

作为护士长应该如何加强管理，防止类似事件的再次发生？

护理管理者通过控制能有效地应对复杂多变的环境对护理活动的影响，确保护理管理系统按预定的目标和计划运转，减少差错事故的发生，保障护理质量安全。

始终重视前馈控制：护士长对于科室护士的专业知识及技能的培训要做到分层次落实，制订相关的培训计划与考核制度；实行弹性排班，合理分配各班次护理人力，明确各级护士的岗位职责，制订详细的护理工作制度与流程；针对高危、高渗药物与毒麻药品的使用管理，要求护士不仅要学习相关药理知识、使用规范，还要掌握药物使用过程中出现的不良反应的应急处理，从而提高护士的临床实践工作能力；针对使用特殊药品的病人要加强巡视，输液注意事项的宣教落实率达到100%，提高警惕，真正做到防患于未然，把隐患扼杀在萌芽状态。

大力加强过程控制：对于临床护理工作过程，护士长一定要加强督查，经常巡视病人的护理质量，关注重点环节和重点病人，及时发现护理工作中的隐患和问题，给予正确的指导，保障护理安全，提高病人的满意度；加强护理组长的培养与使用，保证组内管理的执行力。

深入推进反馈控制：护理管理者针对发生的隐患或不良事件要进行深入的根本原因分析，将安全信息与医院实际情况相结合，从医院管理体系、运行机制与规章制度方面，进行有针对性的持续改进，避免类似的事情再次发生。

（二）法学分析

如何解决与病人之间的纠纷？

我国《医疗事故处理条例》第2条规定，医疗事故是指医疗机构及其医务人员在医疗活动中，违反医疗卫生管理法律、行政法规、部门规章和诊疗护理规范、常规，过失造成患者人身损害的事故。《中华人民共和国侵权责任法》第52条规定，患者在诊疗活动中受到损害，医疗机构及其医务人员有过错的，由医疗机构承担赔偿责任。因此，本案中，由于护士的过失造成病人的损害，应当承担赔偿责任。对于赔偿数额与病人提出的要求之间如果存在误差，可以通过以下方式解决：①协商。在承认自身过失的前提下，与患者进行坦诚协商，希望获得患者的谅解，如能达成一致意见，签署协议书；②申请卫生行政部门予以处理；③向人民法院提起诉讼。以上三种方式在程序上没有先后顺序之分。

实务指导

在本案例中，作为护理管理者应如何应用好控制，保证医院护理管理各环节的工作顺利进行、组织目标顺利实现，具体可以围绕以下几个方面开展：

1. 建立控制标准 控制标准是指计量实际或预期工作成果的尺度，是从整个计划方案中选出的对工作绩效进行评价的关键指标，是控制工作的依据和基础。本案例中，科室应做好独立上岗人员的准入考核标准，表示对其专业能力的认可；同时建立药物外渗等级的评判标准与应急处理标准。

2. 衡量偏差信息 衡量偏差信息是控制过程的衡量阶段，是用确定的标准衡量实际成效，确定计划执行的进度和出现偏差的过程。它是控制过程的一个十分重要的环节，通过实际工作情况或结果与控制标准或计划要求之间的比较和分析，了解和掌握偏差信息。本案例中，工作第一年的小王护士并没有在独立上岗期间做好病情变化的观察，护士长应加强对独立上岗人员的考核力度，提高护士对病情变化的敏感性。

3. 评价并纠正偏差 纠正偏差是控制过程中的最终实现环节，也是控制工作的关键。主要包括：①评价偏差及其严重程度；②找出偏差产生的主要原因；③明确纠偏措施的实施对象；④选择适当的纠偏措施。本案例中，科室要组织全体护士进行该事件的原因分析，个人自我分析与他人的指导相结合，明确事件发生的原因（病情观察不严密、药物外渗相关知识与应急处理缺乏、工作经验不足等），加强对全科低能级护士的警示教育，制订药液外渗后行之有效的处理措施，保障临床的护理质量安全。

（金利玉）

第三节 学习与思考

案例一、护理部王主任的困惑

案例概况

护理部王主任为了调动广大护士的工作积极性，通过深入广泛学习国内外的先进管理经验，制订了适合自己医院的绩效考核标准，并要求各科室严格执行，新的考核标准使得工作认真负责的护士得到了肯定和认可，执行的初期确实起到了应有的作用。可是过了一段时间以后，护士的离职率却逐渐升高，就连刚培养出来不久的省市级专科护士也出现辞职现象，这让护理部王主任很吃惊。王主任通过和辞职护士交谈得知，虽然院内的绩效考核政策很合理，可是护士的整体收入与周围的同级别医院相比还是低了一些，所以有人就选择去收入高的医院了。

🔍 问题焦点

1. 护理部王主任在进行绩效改革的时候忽略了哪些因素？
2. 为了留住人才、降低离职率，王主任后续应该如何做？
3. 这个案例可以用激励理论中的哪条理论来分析，如何分析？

案例二、得不到认可的护士长

📋 案例概况

小陈是医院儿科的护士长，每天总是马不停蹄地从一个病房赶到另一个病房，很多事情都亲力亲为。每天大家总是看到她忙碌的身影，她的白大褂上经常沾着药水、小病号的果汁和菜汤。她每天清晨就走进病房，经常要加班到很晚。虽然如此，可是科室的管理工作却不尽如人意，经常有护士到护理部主任那里反映小陈的问题，认为她是一个不合格的护士长。

🔍 问题焦点

1. 小陈护士长为工作付出那么多，却得不到大家的认可，主要原因是什么？
2. 为了使小陈成为一个合格的护士长，你有哪些建议？

案例三、犯了错的杨主任

📋 案例概况

在医院的中层干部会上，大家通过讨论一致同意向医院的每位职工通报医院财务预算的困难和裁员的可能性。于是，护理部杨主任周五给每位护士都发了邮件，告知医院的这项决策。护士们接到邮件后，整个周末都处于极度焦虑之中。她们打电话告诉自己的朋友和同事，各种揣测，各种传言，大家也无心工作，护士的士气从没有如此低落。周一，杨主任像往常一样 7:30 来到医院。当护士们看到她走来时，没有像以往一样热情地打招呼，而是代之以冰冷的注视和沉默。杨主任意识到自己可能犯了一个极大的错误。

问题焦点

1. 杨主任犯的错误是什么？
2. 杨主任传达医院决策的时机和方式合适吗？为什么？
3. 杨主任接下来该如何做，才能纠正所犯的错误？

（朱军华）

第六章 教育——护理之真

第一节　理论精要

🞤 重要概念

（一）教学评价

评价是对人或事物价值的衡量与判定。所谓价值，是指作为主体的人的需要与作为客体的对象的属性之间的一种特定关系，客体的属性是否或者在多大程度上能够满足主体的需要。教学评价（instruction evaluation）是发生在教学领域中的评价活动，是以教学目标为依据，运用多样化的方法和可操作的科学手段，通过系统地收集有关教与学的信息，对教学活动过程及结果进行价值判断，并为被评价者的自我完善和有关部门的科学决策提供依据的活动。

（二）新护士培训

新护士培训一般指新护士在入职后进行的岗前培训，是对各层次的护理学专业毕业生的培训和教育，是新护士上岗前的一个非常重要的内容，可以帮助新护士更好地适应角色转变，树立专业信心和职业自豪感，尽快熟悉医院环境、规章制度、工作流程等，以便能顺利开展临床护理工作。主要内容有职业道德教育、专业知识技能、医院规章制度学习等。

（三）健康教育

健康教育（health education）是通过信息传播、行为干预，帮助个人和群体掌握卫生保健知识，树立健康观念，自愿采取有利于健康的行为和生活方式的教育活动与过程。其目的是消除或减轻影响健康的危险因素，预防疾病、促进健康、提高生活质量。病人教育是健康教育的主体，是以病人及其家属为对象，通过有计划、有方法、有评价的教育过程，使病人了解增进健康的知识，增加依从性，改变不健康行为，向有利于康复的方向发展。

重要理论

（一）学生学习成果评价

学生学习成果评价（student learning outcomes assessment），即评价主体持续收集、分析有关知识、技能等学生能力增值和情感、态度变化情况的信息，对照预期的学习成果，评价、判断教育教学的成效，找出并改善教育环节中的问题，最终实现提高学生学习成果、促进学生个体发展的目的。基于学生学习成果的评价体现了以"学生学习"为中心的价值取向。

（二）泰勒原理

泰勒原理（Tyler rationale）是现代课程理论之父拉尔夫·泰勒（Ralph Tyler）提出的关于课程开发的经典模式，也被称为泰勒（目标）模式，发表于1949年出版的《课程与教学的基本原理》，该书被称为现代课程理论的圣经。泰勒模式包括了课程开发的四个步骤，即：①学校应该试图达到什么教育目标？②提供什么教育经验最有可能达到这些目标？③怎样有效地组织这些教育经验？④如何确定这些目标正在得以实现？

（三）知信行理论模式

知信行模式（knowledge，attitude/belief，practice，简称KAP）是关于个人知识和信念如何影响健康行为改变的最常用模式之一。该模式将人类行为的改变分为获取知识（knowledge）、产生信念（attitude）和形成行为（practice）三个连续过程。其中，"知"是对相关知识的认识和理解，"信"是正确的信念和积极的态度，"行"是行动。该理论中的三个要素之间是存在辩证关系的，知识是行为改变的基础，信念和态度是行为改变的动力。

理论实务

教育现象在护理工作中随处可见，主要体现于护理学科自身的人才培养，以及对服务对象的健康教育，我们可以运用教育学理论与方法，研究护理教育现象及其规律，并以研究成果指导护理教育实践活动，从而完善护理教育过程。教育的根本是促进人的发展与人的解放，护理的核心是帮助人恢复健康、维持健康与促进健康。当教育与护理结合，在心与身两方面，发展人的生命并使之获得新的生命。护理领域中的教育应更好地理解人、尊重人，认识和遵循人的生命与发展规律，做"求真"的教育。

（嵇　艳）

第二节　案例解析与实务

案例一、实习护士小真的苦恼

案例概况

　　小真是一名护理学专业的大学生，今年大四了，目前正在学校的一所附属医院实习，平日里开朗活泼，最近却因一件事情而苦恼。近期，根据实习轮转的要求，她即将结束在普外科的实习任务，同时需要参加科室组织安排的出科考试。出科考试的要求是在真实病人身上完成一项护理技能操作，由带教老师在床旁观察进行评分。小真的任务是完成静脉输液操作，服务对象是一位刚入院的急性胰腺炎病人。由于病人血管较难穿刺抑或小真太过紧张，第一次穿刺未成功，小真担心考试不合格，希望病人能再给一次机会，但病人家属坚决拒绝进行第二次穿刺。带教老师当着病人与家属的面忍不住批评了小真，病人家属这才发现小真是一名实习护士，而且是在参加考核，于是非常气愤，与带教老师发生了争执。虽然最终与病人的冲突顺利解决了，但带教老师也给小真的出科考试判定了不合格。

　　事后，小真对带教老师做出的考核结果提出了质疑。小真认为自己在普外科的实习过程中态度认真，一直勤奋学习、工作，受到了很多病人的称赞，甚至还有一位病人给科室写了表扬信。自己也感受到有很多收获，最突出的就是与病人的沟通能力有了很大的进步。小真认为，带教老师仅仅通过最后的一次出科考试成绩，就判定自己在该科的实习不合格并不合理，因此很不服气。于是，她找到了自己的带教老师，希望老师能做出更合理的评价。带教老师拒绝了小真的请求，理由是希望这件事情能给小真一个教训，在今后的实习中能够更好地开展护理工作。

🔍 问题焦点

1. 普外科组织的出科考核是否达到了评价实习学生的目的，实现了评价应有的功能？
2. 带教老师对小真的评价是否体现了现代教育评价的理念与方法？
3. 带教老师在教学评价的过程中，是否违反了护患之间、师生之间应遵循的伦理原则？

📋 理论导读

教育评价是依据一定的标准，在系统、科学和全面地收集、整理、处理和分析教育信息的基础上，对教育活动的过程和结果进行价值判断的过程。所谓价值，是指作为主体的人的需要与作为客体的对象的属性之间的一种特定关系，客体的属性是否或者在多大程度上能够满足主体的需要。不同评价主体所认同的价值标准可能是不同的。

对学生的评价是教育评价中重要的一部分，传统评价往往注重教学条件等"投入"性评价，忽视学生学习成果等教学成效的"产出"性评价，忽略了大学最根本的人才培养功能。目前对学生学习的评价中，主流的研究范式是"学生学习成果评价"，即评价主体持续收集、分析有关知识、技能等学生能力增值和情感、态度变化情况的信息，对照预期的学习成果，评价、判断教育教学的成效，找出并改善教育环节中的问题，最终实现提高学生学习成果、促进学生个体发展的目的。基于学生学习成果的评价体现了以"学生学习"为中心的价值取向。

👤 点评分析

该案例问题焦点的前两个问题属于教育评价的目的、功能、理念与方法等，需要运用教育学理论与知识进行分析，第三个问题涉及护患之间、师生之间的伦理关系，需要运用伦理学的理论与知识分析。

（一）教育学分析

普外科组织的出科考核是否达到了评价实习学生的目的，实现了评价应有的功能？

要回答此问题，首先需要理清评价的目的与功能究竟是什么，然后据此"评价"案例中的"评价"。

评价目的：根据目的不同，评价可分为过程评价（process evaluation）与结果评价（outcome evaluation）。过程评价目的在于评定教育计划本身，包括内容的正确性和组织方式、实施过程中的影响因素及相互作用、教学方法和教学活动的组织等。结果评价是对教育目标实现结果的评价，目的在于考察教育计划与实施过程对学生产生的结果，是否达成了预定目标。根据作用的不同，评价可分为诊断性评价（diagnostic evaluation）、形成性评价（formative evaluation）、总结性评价（summative evaluation）。诊断性评价是教育活动实施之前，评价学习者已有的认知、情感和技能水平，以了解评价对象的现状和采取针对性措施。形成性评价是教育活动实施过程中，对各阶段计划及具体实施过程进行评价，发现问题所在，以调整教育计划或教学活动。总结性评价是指在教育活动实施结束后，对评价对象整体效益进行价值判断或甄别优劣、评定等级，以了解目标达成情况。

依照上述概念和分类，该案例中实施的评价主要是结果评价和总结性评价，目的在于评价实习计划与实施过程对学生所产生的结果，即学生的最终表现。但是，**过程评价、诊断性评价和形成性评价是缺失的**。即便如此，普外科组织的出科考核是否达到了结果评价和总结性评价的目的呢？

临床实习是学生从学习书本护理知识开始步入临床护理实践的重要环节。**此阶段最重要的"学习结果"就是临床护理能力**。对于护理专业实习学生，临床护理能力主要包括：①临床实践能力。包括病情观察能力、临床护理思维及运用护理程序的能力、规范的动手能力、应变处理能力、人文关怀能力。②沟通表达能力。运用沟通技巧，深入了解病人及家属，与之建立良好的信任关系。有效地与其他专业人员进行沟通和交流。准确地进行口头和书面的表达。③健康教育能力。对病人、家属及公众进行有关疾病预防、治疗和护理等知识的教育、建议和咨询的能力。④职业心理素养。包括正确的认知能力，高尚的心理品格，积极稳定的情绪，良好的交往能力和文化修养。临床护理能力的评价应围绕学生在模拟或实际的临床工作中所需要的知识、技能与态度展开。**在本案例中，对学生临床能力的评价主要关注了临床**

技能操作能力，却忽略了后几种能力和素养，造成了评价目的的偏颇。

评价功能：教育评价的功能主要有诊断功能、鉴定功能、导向功能、激励功能和调节功能。诊断功能是指对教育的成效、矛盾和问题进行判断的功效和能力；鉴定功能是指教育评价可以鉴定评价对象合格与否、优劣程度、水平高低等实际价值；导向功能是指教育评价所具有的引导评价对象朝着预定的、理想的目标前进的功效和能力；激励功能是指有效运用教育评价，能够维持和激发评价对象的内在动力和潜力，提高其教学和学习的积极性和创造性；调节功能是指教育评价对评价对象的教学和学习等活动进行调节的功效和能力。

因此，对照评价的上述功能，不难发现：带教老师对小真在普外科的实习评价仅仅在出科时进行，且只评价了小真本人的表现，这对于教师和学生，起到了一定的鉴定功能，但针对实习计划本身以及实施过程是否合理的诊断功能并没有实现。其次，小真在该科的实习已经结束，评价产生的导向功能、调节功能只能对小真进入下一阶段的实习产生影响。另外，带教老师仅通过一次考核就对小真给出了不合格的评价，并且未考虑小真提出的质疑，在一定程度上，激励的功能部分被弱化了。因此，在该案例中，评价应有的功能并没有得到完全体现。

带教老师对小真的评价是否体现了现代教育评价的理念与方法？

分析此问题，首先需要了解现代教育评价的理念与方法是什么。主要体现在三个方面：①评价目的和作用方面，相较于只确定最终成效的总结性评价，寻找问题、重在改进的形成性评价更受到重视；②评价标准方面，多元化利益主体的加入使评价的"价值"判断不再是一元化的唯一标准；③评价方法更加全面，质性评价方法得到更多应用，量化评价方法更加科学规范。临床教学阶段是护理学专业教学与学习的重要阶段，也应遵循现代高等教育教学评价的理念与方法。

对学生学习的评价，目前主流的研究范式是"学生学习成果评价"，即评价主体持续收集、分析有关知识、技能等学生能力增值和情感、态度变化情况的信息，对照预期的学习成果，评价、判断教育教学的成效，找出并改善教育环节中的问题，最终实现提高学生学习成果、促进学生个体发展的目的。这里，几个重要的关键点是"持续收集""增值和变化""预期学习成果""找出并改善问题"。因此，带教老师首先应确定实习学生在该科室应达到的学习结果；其次，对实习学生的评价贯穿从进入科室到离开科室的全过程；再次，收集关于学生知识、技能、情感、态度等变化与发展的信息，对照预期的学习成果，据此评价在该科室的老师带教与学生学习的成效。

对照以上三个方面，评价目的与作用方面，根据上文分析，带教老师仅应用了总结性评价。

评价标准方面，评价最根本的特点是一种价值的衡量与判定，是指某一特定的客体对特定的主体有无价值、有什么价值、有多大价值的判断。美国学者古巴和林肯将教育评价划分为四个阶段。目前第四代建构阶段的评价，受多元主义价值观的支配，强调评价过程要符合多个相关利益群体的价值需求，评价的标准也不再是唯一标准，而是通过协商建构多元化标准。因此，不同的评价主体也意味着不同的评价标准。

在这个案例中，除了带教老师这个评价主体以外，其实还有两个评价主体，一个是学生自己，也就是教育评价中的"自我评价"，另一个是临床病人。很多国家高等医学教育的纲领性文件或报告，都把临床病人作为评价医学类专业学生的重要主体，因为临床病人是实习学生最直接的服务对象。所以，在本案例中，评价学生的表现至少还应纳入这两个主体。案例中小真的质疑行为已经表现出了评价过程中学生应有的主体性，她认为带教老师的评价不能全面反映自己的学习表现。另外，提出的依据也体现了评价主体中临床病人的缺失。

评价方法方面：学生学习成果的评价方法大体可以分为量化评价和质性评价。量化评价认识论的哲学基础是实证主义，遵循自然科学研究传统，把教育现象提炼简化为数据，从数据的比较与分析中推断成效。质性评价认识论的哲学基础是解释主义或诠释主义，力图通过自然的方法，促进对教育现象整体和深度的理解。具体而言，评价方法主要有：①观察法，在真实的或模拟的临床情景中观察学生的临床护理能力。同时辅以提问、启发式思考、讨论的形式，还可以结合视频，记录、分析学生护理工作过程的影像。②考核法，针对临床护理能力的考核有理论考试、案例模拟考试或客观结构化临床考试、床边实境考核。③问卷调查法，将能反映学生临床护理能力的条目编制成问卷，由评价主体根据实际情况对其临床护理能力做出评价。④收集能反映学生临床护理能力的作品或作业的档案袋法或反思性日志等。

在本案例中，带教老师采取床边实境考核的方法是可取的，这也是目前常用的评价方法，但评价的时间点与方法比较单一，应综合运用量化评价和质性评价方法，从不同角度评价学生的临床护理能力。

（二）伦理学分析

带教老师在教学评价的过程中，是否违反了护患之间、师生之间应遵循的伦理原则？

在护理行为中，有执业资格和资质的护士才是行为主体，而实习生并非护理行为主体，如果因实习生的护理过失行为而导致护患纠纷乃至事故，承担责任的主体依然是带教老师或医院。因此，在带教过程的各个环节中，带教老师都需要带领实习生遵守相关规范。

首先，在真实病人身上完成护理技能操作考核的前提是经过护患之间适当的沟通完成知情同意的过程，这是护患之间建立彼此信任的基础，也是有效预防护患纠纷的重要途径。如果在本案例中的考核内容已经将知情同意原则作为考核的要点之一，则小真没有很好地关注并实践该要点。如果考核要点中并没有包含知情同意原则，那么带教老师在进行考核前应当向病人及其家属说明并征得他们的同意。无论是小真说明或是带教老师说明，如果病人及其家属知情后不同意由实习生来完成操作，带教老师应当及时停止。因此，从伦理学角度来看，**带教老师很有可能违反了护理伦理的基本原则之一——知情同意原则**。案件中虽然表明和病人之间的冲突顺利解决，但是如果不能顺利解决，带教老师则应承担相应的伦理责任。

其次，带教老师在病人家属拒绝小真第二次穿刺后，没有立即由自己或安排其他护士进行穿刺，而是开始批评实习生，很显然没有分清事情的轻重缓急，**违反了对病人有利原则**。在护理服务行为中，尊重病人并做出对病人有利的护理安排是护理伦理的又一基本原则。如果因此延误病人治疗造成不利后果产生，则带教老师应当承担相应的伦理和技术责任。

再次，带教老师在真实操作环境下批评实习生，**违反了教育伦理中以学生为本的原则，没有尊重和爱护学生**。人总是有自尊的，当老师发现学生有不适当或是错误行为时，不宜在公开场合批评，否则容易伤害其自尊，会使他们感到难堪，以致自惭形秽，甚至有可能会导致学生一蹶不振，消沉下去，从而走向了教育的相反面。

实务指导

在该案例中，带教老师应针对学生的特点，设计科学、合理、有效的评价方案。主要涉及以下四个问题：

1. 评价标准 对照护理学类教学质量国家标准、所在学校护理学专业的培养目标、所在医院和科室的带教计划等，参考学生目前已实习的时间段（初期、中期、后期），同时考虑不同的利益群体对实习学生的需求，制订出基于"学生学习成果"的评价标准。

2. 评价主体 除了带教老师自身以外，还应纳入被学生直接护理过的病人、学生自己、其他实习学生、其他带教老师、上级护士、共事过的医生等多个在被评价者周围合适的、相关的人，从多个角度获取该实习学生行为的观察资料，即360°评估或多源反馈。

3. 评价内容 对实习学生的评价应贯穿于从进入科室到离开科室的全过程，对照实习学生在该科室的教学和学习目标，围绕临床护理能力，收集关于学生知识、技能、情感、态度等变化与发展的信息，据此评价老师带教与学生学习的效果。

4. 评价方法 量化与质性评价方法综合使用。包括在真实的或模拟的临床情景中观察学生临床护理能力的观察法，理论考试、案例模拟考试或客观结构化临床考试、床边实境考核等直接反映学生学习成果的评价方法。调查与实习学生相关的不同群体的问卷调查法，通过收集能反映学生临床护理能力的作品或作业的档案袋法、反思性日志法等，间接反映学生临床护理能力的评价方法。

（嵇　艳　任元鹏）

案例二、新护士小琳的纠结与迷茫

案例概况

小琳是一名刚毕业的护理本科生，她怀着成为一名白衣天使的愿望来到学校的一所附属医院工作，然而2个月的工作和学习让她对未来充满了迷茫。小琳刚入职时，接受了医院为30名新护士安排的、为期2周的岗前培训，目的是帮助新入职护士掌握从事临床护理工作的基础理论、知识和技能，提升沟通交流能力、应急处理能力、护理服务能力，形成良好的职业道德素养等。小琳开始学习很认真，可是规章制度、法律法规学习非常枯燥，老师大段的文字讲解让大家听得昏昏欲睡。沟通技巧和安全教育内容还算生动有趣，但是刚刚熟悉的小伙伴们有聊不完的新鲜话题，小琳也情不自禁地加入到了大家的窃窃私语中，授课结束了，只记住了几个好笑的故事。

　　培训 2 周后，医院对新入职护士进行了基本理论知识及常见临床护理操作技能的考核。之后，小琳被分配到重症监护室轮转学习。由于重症监护室的工作忙碌又繁重，带教老师只能在临床工作中将需要掌握的知识简单快速的灌输给小琳。一天下来，小琳觉得除了身体累，就是脑子里回想的各种知识。某天中午，从急诊转来 4 个危重病人，但是护士长没有排备班人员，小琳的带教老师和其他老师都在忙着接新病人。这时，3 床病人的推注泵在报警，在 4 床忙碌的老师让小琳去看一下原因，小琳发现去甲肾上腺素液体已推注结束，于是换上一个刚抽好的 50ml 去甲肾上腺素液体。5 分钟后，老师来到 3 床，发现去甲肾上腺素速度由原来的 2ml/h 调为 20ml/h，于是赶紧暂停推注泵，并汇报医生。幸好发现及时，病人未发生不良后果。事后老师把小琳叫到一边，严肃地询问事情经过，小琳很害怕，解释说可能更换时误碰到了。老师再问小琳，在怀疑误碰时，有没有想过再核对一次，小琳说太忙了，心想应该不会有问题，想赶紧回来帮老师干活。针对这件事，老师告诉她一些可能的严重后果，小琳忍不住地哭了出来，泪水中有恐惧、有担心、有纠结、有迷茫。她感觉自己已经很努力了，但还是犯了一个严重的错误，她甚至开始怀疑自己还能不能成为一名合格的"白衣天使"。

问题焦点

　　1. 医院组织的新护士岗前培训是否起到真正的培训效果？培训与考核是否流于形式？

　　2. 小琳的带教老师所采取的教学和评价方法有哪些不妥之处？

　　3. 在临床带教中如何应用心理学知识去帮助和调整新护士面临的职业困惑？

理论导读

　　广义的课程概念是指为学生提供的所有学习经验，在该案例中，医院组织的新护士岗前培训实质上也是一种广义的课程。**泰勒原理**（Tyler rationale）是现代课程理论之父拉尔夫·泰勒（Ralph Tyler）提出的关于课程开发的经典模式，也被称为泰勒（目标）模式，被公认为课程领域的奠基理论，是课程入门和探索的基本原理。课程是教育教学活动的基本依据，是实现教育目标的基本保证。泰勒认为，课程编制的四个主要问题，是我们在编制任何课程或教学计划时都必须加以回答的问题：一是学校应该达到哪些教育目标？二是提供哪些教育经验才能实现这些目标？三是怎样才能有效地组织这些教育经验？四是我们怎样才能确定这些目标正在得到实现？这四个问题，实际上也就是关于课程编制的四个步骤（或阶段），即确定教育目标、选择学习经验、组织学习经验、评价教学结果。

点评分析

该案例问题焦点的前两个问题涉及泰勒原理中教育目标的确定、教育内容的整合、教育结果的评价等内容，需要运用泰勒原理进行分析，第三个问题是护士在临床护理工作中产生了不良情绪，需要运用心理学的理论与知识分析。

（一）教育学分析

医院组织的新护士岗前培训是否起到真正的培训效果？培训与考核是否流于形式？

该问题本质上就是泰勒原理中的第四个问题，即"评价教学结果"，而要回答此问题，必须要明确前三个问题是否已得到很好的解决。

教育目标的确定：教学目标的确定是课程编制中最为关键的一步，因为其余所有步骤都是围绕目标来进行的。泰勒认为，教学目标首先应通过分析学生、当代社会生活、学科专家的建议等因素，获得初步的教育目标。其次，将教育哲学（或学校的办学宗旨）和学习理论（或学习心理学）作为"筛子"，对初步的教育目标进行筛选，即通常说的"三个来源"和"两个筛子"，从而确定真正重要的学校教育能够达到的目标。因此，医院需要了解新护士的需求、临床护理发展、护理专家的意见，为新护士培训目标的制订和培训方案的设计提供参考。培训目标的确定既要满足新护士对知识与技能的学习需求，又要强调临床的先进性与实用性，还要多听取资深护理专家的意见。同时，将这些培训目标再通过医院的文化和价值观、学生的心理特点等来过滤，删去不符合的目标。而这些过程在该医院实施的新护士岗前培训的目标中，没有得到非常明确的体现。

新入职护士的岗前培训是推进优质护理服务工作要求的重要环节，对于新入职护士，临床护理能力主要包括：①临床护理工作的基础理论、基本知识和基本技能；②具备良好的职业道德素养、沟通交流能力、应急处理能力和专业照顾、病情观察、协助治疗、心理护理、健康教育、康复指导等护理服务能力；③增强人文关怀和责任意识，独立、规范地为病人提供护理服务。

泰勒提出，清晰的教育目标应当包含"行为"和"内容"两个维度。"行为"是指学校希望学生能够实现的一系列行为，"内容"是指需要在哪些知识或技能领域形成学生的这一系列行为。在该案例中，医院在制订新护士培训目标时，虽然明确需要掌握基础理论、知识和技能，提升各方面能力，形成良好的素养等"行为"目标，但是并没有在传授知识的过程中贯穿能力的提升与素养的形成，"行为"与"内容"是有所割裂的，没有考虑哪些"内容"适合培养哪些"行为"，且涉及的"内容"也是不全面的，甚至是缺失的。**在此案例中，对新护士岗前培训只重视了"行为"，而对"内容"设计不够。**岗前培训所起的效果是不能够保证教育目标能够有效地实施的。

学习经验的选择原则：泰勒认为，学习是学生主动参与的过程，取决于学生自己做了些什么，而不是教师做了些什么，教师是启发者，引导学生的探究能力。教师要构建多种多样的情境，并通过构建情境来"控制学习经验"，以便为每个学生提供有意义的经验。所以，学习经验不等同于一门课程所涉及的内容，也不等同于教师所从事的活动，而是指学生与环境中外部条件的相互作用。为此，他提出了选择学习经验的五条一般原则。第一条原则：为了达到某一目标，学生必须具有使他有机会实践这个目标所隐含的那种行为的经验；第二条原则：学习经验必须使学生由于实践教育目标所隐含的那种行为而获得满足感；第三条原则：学习经验所期望的反应，是在有关学生力所能及的范围之内的；第四条原则：有许多特定的经验可用来达到同样的教育目标；第五条原则：同样的学习经验往往会产生几种结果。同时，需要特别注意对学习经验的选择，不仅要选择对教育目标有积极作用的学习经验，还要避免对教育目标造成不良影响，避免造成教育目标的偏差。

对照上述五条原则，不难发现，医院对小琳等新护士的培训，没有构建出能唤起或产生所期望的学习经验的情境，没有通过多种形式的培训以提供给小琳等新护士必要的学习经验。小琳等新护士也没有机会实践教育目标所隐含的行为并获得满足感。同时，目前的学习经验对教育目标的实现并不能起到积极的作用。该案例中，医院的岗前培训主要通过教师课堂授课形式，即大篇幅的语言讲解了规章制度、法律法规，在一定程度上，只是单纯把书本知识灌输给学生，把完成岗前培训作为要做到的事情来陈述，并没有明确将自己作为完成教学过程和实现教学目标的主体，毫无创造性可言，**新护士小琳在岗前培训中并没有作为学习的主动参与者**，对于理论知识的学习是被动的。在运用护理技能操作于临床实践时，也不能较真实的想象或体会到所可能发生的情况及意外，老师的书本知识没有充分与直接经验相结合，单一且统一的理论及技能考核也不能从小琳护士自身出发，无法培养其独立解决问题的能力，发挥其自身能动性，因此，该案例中医院组织的岗前培训的效果没有得到完全体现。

小琳的带教老师所采取的教学和评价方法有哪些不妥之处？

该问题的本质是泰勒原理中如何有效组织学习经验和评价教学结果两个方面。

组织学习经验的有效方法： 泰勒认为，教育对人的改变不是一夜之间发生的，而是一个相对缓慢的过程，必须对学习经验加以有效组织，以使它们相互强化，产生累积效应，最终达成教育目标。组织学习经验必须考虑"纵向"方面即时间顺序，"横向"方面与各门学科的相互关联，把这两个维度有机地组合起来，才能形成一个完整的学习经验体系。泰勒提出了组织学习经验的三条主要准则：连续性、顺序性和整合性。连续性是指直线式地重申主要的课程要素，强调学生有机会连续地、反复地练习同样的技能，连续性是有效的纵向组织的一个因素；顺序性与连续性有关，要求后继经验要以先前经验为基础，同时又对有关内容加以深入、广泛地展开，顺序性强调的不是重复，而是更高层次的对后继学习经验的处理；整合性是"横向"性的，是指各种学习经验之间的横向关系，以便有助于学生获得一种统一的观点，并把自己的行为与所学的课程内容统一起来。

在该案例中，小琳临床护理能力的提高应该是一个不断螺旋递进、相互强化的过程。小琳的带教老师并未有意识地为小琳设计专门的带教计划，而是将带教与工作混为一体，在纵向上，没有根据时间的先后顺序组织系统全面而循序渐进的学习经验，在横向上，也没有安排明确的知识体系或经验体系来实现培养目标，没有注意到学习经验的横向联系。根据组织学习经验的三条主要准则，由于每天相对重复的护理工作，学习经验组织的"连续性"

可能会在无形中达到。但带教老师忽视了护理是一门实践性很强的学科，没有通过反复教学，也没有联系临床实际，来帮助小琳加深对技能的理解和运用，在"顺序性"上做法欠妥。另外，带教老师在"整合性"上下的功夫远远没有在"连续性"和"顺序性"上多，小琳虽然通过了培训考核，但在临床运用时，会受到周围多种因素影响，无法正确使用或使用时走样。

对教学结果评价的目的：泰勒认为，教育对人的改变也不是一夜之间发生的，而是一个相对缓慢的过程。所以，连续性、顺序性、整合性的教育内容相互强化，产生累积效应，最终达成教育目标。评价的目的是通过全面地检验学习经验实际是否起作用，评价学校教育目标实现的程度，并为改进不足提供反馈，以便更好地实现教育目标。因此，评价过程实质上是一个确定课程与教学实际达到目标的多大程度的过程。泰勒认为不应该简单地把评价看作是"纸笔测验"的同义词。问卷、观察、交谈、记录分析等也是评价的重要方式，或者可以说，只要能够为教育目标是否达成提供有效证据，都是一种合适的评价方法。测验和评价的目的也有所不同，前者的目的在于证明，后者的目的在于改进。评价的目的是看教育目标是否达成，所以必须从教育目标入手，因此，目标的定义应该是很清楚的，如果目标还不清楚，那么评价过程的第一步就是要界说目标，以便了解这些目标实际上达到的程度，否则，评价的结果可能是无效的。因此，教育评估也是新的课程开发的起点，课程编制是一个不断修改、完善的过程。

在该案例中，小琳的带教老师没有对照新护士培训的目标，通过各种评价方式，全面评估验证小琳是否完全掌握了实现教育目标所规定的行为，就同意小琳单独完成护理工作。同时，也未有效利用评价结果，改进对小琳的带教方式。小琳的护理能力可能还需进一步加强，这也就需要带教老师花费额外的时间和精力，通过各方面的观察来了解小琳，然而，忙碌的工作让带教老师忽视了这一点。与此同时，在案例中，由于是中午时段，临时转来4个危重症病人，但科室管理者在护理人员排班上未考虑人力资源配置的合理性，没有增加备班人员，没有保证护士与病人的比例，造成了护理工作的繁重。这一系列因素都间接造成了较严重护理差错的发生。

（二）心理学分析

在临床带教中如何应用心理学知识去帮助和调整新护士面临的职业困惑？

护士作为医院护理结构中最基本、最活跃的个体，其职业态度、心理素质，是决定护理服务质量的重要因素。在临床带教中，应有意识、有目的地引导护士塑造良好的职业态度，强化心理素质，形成积极上进的护理组织文化氛围，以提高整体职业素质水平，促进护理组织的持续性发展。

首先，要引导护士形成优势角色人格，如忠于职守与爱心、高度负责与同情、良好的情绪调节与自控能力、较出色的人际沟通能力、较健全的社会适应性、较适宜的气质与性格类型等，使之适应职业发展需求，为共同的护理组织目标服务。

其次，要进行以人为本的人性化管理，采取科学的管理方法，针对不同能级的护士选定不同的带教方式，即使临床工作再繁忙，带教老师也要结合护士的实际能力安排工作，以激发积极性、创造性和责任感。

再次，要激励护士保持积极情绪，带教老师可以鼓励新护士通过培养多方面的兴趣爱好，不被恶劣、低落的情绪所困扰和主宰。帮助护士构建和谐的同事关系，以便在情绪低落时，可以寻找到多种来源的支持。

在本案例中，新护士小琳在一开始，就没有认清"护理职业道德"的重要性，没有做好护理人员的职业规划，护理人员的工作目标是"救死扶伤"，护士的一言一行都对人类健康承担一定的社会义务和责任。护理工作的特殊性决定了带教老师在临床带教的初始阶段，就应该将"慎独精神"等医德原则和规范作为带教重点，这样才能减少或避免护理差错的发生，也有利于护理人员的身心健康，所以，如果连这一点都做不到，带教老师则应承担相应的责任。

实务指导

在该案例中，带教老师应针对新入职护士的特点，设计科学、合理、有效的带教方案。主要涉及以下四个问题：

1. 明确教育目标 结合推进优质护理服务工作要求，开展新入职护士的规范化岗前培训及轮转学习，明确新入职护士需要掌握临床护理工作的基础理论、基本知识和基本技能；具备良好的职业道德素养、沟通交流能力、应急处理能力和专业照顾、病情观察、协助治疗、心理护理、健康教育、康复指导等护理服务能力；增强人文关怀和责任意识，能够独立、规范地为病人提供护理服务。

2. **选择学习经验** 构建出学生有机会实践教育目标所隐含行为的学习环境，例如知识分享、角色扮演、情境模拟、实地演练等，使学生因为做出实践教育目标所隐含的那种行为而获得满足感，同一个教育目标可以通过组织多个不同的学习经验来达到。

3. **确定教育方式** 采用课堂讲授、小组讨论、临床查房、操作示教、情景模拟、个案护理等培训方法，采取理论知识培训和临床实践能力培训相结合的方式，让新护士做到"多看、多问、多学、多练"，同时，重点培养护士的"慎独"精神，以加强护理职业道德，利于护士的身心健康发展。

4. **评价教学结果** 通过理论考试、情景模拟考核、床边实境考核等直接反映学生学习成果的评价方法，做到有问题、有疑虑及时纠正、解答及再检查，并根据出现的新问题对评价机制进行不断的修改及完善。

（沈 燕 嵇 艳）

案例三、护士小美的疑惑

案例概况

小美在某三级医院已经工作两年了。近期，小美轮转到胃肠外科，她在对一名40岁的直肠癌病人张先生进行健康教育时遇到了困惑，小美按直肠癌根治术后常规给予其健康宣教。术后一周，小美在进行护理评估时发现张先生手术造口周围皮肤发红伴感染，于是询问他造口护理相关知识，张先生情绪低落、拒绝回答。家属反馈，张先生术后一直不愿意接受长期佩戴造口袋的事实，也不配合更换造口袋，甚至造口底盘一周都未更换。小美作为他的责任护士，非常着急。情急之下，她在病房里呵斥张先生不能如此，并把"造口袋更换视频"在其三人病房的电视上滚动播放。同时，小美还将直肠癌术后相关的健康宣教手册再次拿给张先生，让他跟着学习。次日，护士长查房时发现张先生很少下床活动，造口袋的更换更不积极，一直都由家属帮助来完成更换。在护士长循循善诱下，张先生透露了他的想法。原来他心里无法接受长期佩戴造口袋的事实，也没心思学习如何带着造口袋活动，总是担心会出现起床后造口袋会掉在地上、大便流出来污染衣物并产生异味等尴尬场面。张先生更焦虑的是，不知该如何回归社会，因为他不知道造口袋究竟会给他的工作和生活带来怎样的影响。

护士长找小美了解情况后,对她的排班进行了调整,让高年资的王护士对张先生进行护理直至其出院。王护士想到了刚出院不久的病人赵老师,邀请赵老师对张先生进行经验分享,包括造口病人的活动、饮食及结肠灌洗等知识,同时在更换造口袋时,邀请家属与张先生一起操作,互相探讨如何预防造口及造口旁并发症的发生。出院后,张先生及家属送来一面锦旗,表示对王护士的感谢,张先生又重拾了笑容和自信。另外,张先生已经回公司上班,现在还开发了一个造口自我管理的软件,活跃于造口群中,热心公益事业。小美很疑惑,她认为自己也一直在强调让病人下床活动、参与自我护理等问题,为什么就没有起到很好效果。

问题焦点

1. 小美的健康教育方式为什么没有引起张先生的行为改变?
2. 王护士采用了什么教育方式改变了张先生的行为?
3. 小美在病房里播放造口袋更换的视频,导致同病房的其他病人及家属知晓张先生是一位造口人,这是否侵犯了他的隐私权?

理论导读

健康教育(health education)是以传播、教育、干预为手段,以帮助个体和群体改变不良健康行为和建立健康行为为目标,以促进健康为目的所进行的活动及过程,通过有计划、有组织、有系统的教育活动,使人们自觉地采纳有益于健康的行为和生活方式,消除或减轻影响健康的危险因素,预防疾病,促进健康,提高生活质量,并对教育效果做出评价。健康教育的核心是教育人们树立健康意识,促使人们改变不健康的行为生活方式,养成良好的行为生活方式,以减少或消除影响健康的危险因素。通过健康教育,能帮助人们了解哪些行为是有益健康,哪些行为是影响健康的,并能自觉地选择有益于健康的行为生活方式。病人教育以医院为基地,病人及家属为主要对象,通过制订健康教育计划、目的、评价教育过程,让病人更好地了解健康知识,改变不良的健康行为,养成良好的行为方式,以促进康复及健康的发展。

传统的健康教育注重于卫生宣教,目的在于普及卫生知识,是知识的单向传输，并不注重知识的反馈、行为的改变和效果的评价。在健康教育过程中，我们可以建立个体健康行为模型，运用"知信行"进行健康教育，注重病人行为的改变，用知识促进信念，以信念改变行为。知信行理论模式（knowledge，attitude/belief，practice，简称 KAP）是关于个人知识和信念如何影响健康行为改变的较常用模式。该模式将人类行为的改变分为获取知识（knowledge）、产生信念（attitude）和形成行为（practice）三个连续过程。其中，"知"是对相关知识的认识和理解，"信"是正确的信念和积极的态度，"行"是行动。三个要素之间存在辩证关系，知识是行为改变的基础，信念和态度是行为改变的动力。

同伴教育（peer education）中的同伴是指身份相同的人，属于相同社会群体的人，尤其在年龄、等级或社会地位方面等同。同伴教育起源和发展于西方国家，1988年，澳大利亚肖特（R.V Short）教授最先将同伴教育应用到医学生安全性行为的健康教育中。同伴教育以提高病人能力为中心，具有较强的适用性，主要包括两种形式：一种是正规的同伴教育，即围绕一个具体的问题，采取分组的方式，同伴教育者以教育者的身份按计划举办活动，以达到教育的目的；另一种是非正规的同伴教育，即同伴教育者将以同伴之间分享经验为主体。

点评分析

本案例问题焦点的前两个问题属于健康教育的效果评价，通过病人教育的程序、内容、方法等，运用知信行理论及护理教育学知识、同伴教育方法进行分析，第三个问题涉及病人个人隐私，需要运用病人权利的伦理学知识分析。

（一）教育学分析

小美的健康教育方式为什么没有引起张先生的行为改变？王护士采用了什么教育方式改变了张先生的行为？

要回答此问题，首先需要分析行为改变的原因，然后据此分析案例中小美给予病人教育的弊端。

行为的改变即健康教育的效果评价：知信行理论模式是关于个人知识和信念如何影响健康行为改变的模式。其中，知识是基础，信念（或态度）是动力,行为则是目标。**当人们获得疾病相关知识,并对知识进行积极思考,产生强烈的责任感后,方能产生一种信念,从而根据信念采取措施,做出行动改变。**该模式的运用领域较为广泛,如教育、医疗和管理等,并在不同领域内证实了其可行性和有效性。在医疗健康领域中,基于知行性理论模式的健康教育可以帮助病人形成正确的健康知识观念和信念,促使病人主动采取行动来维持健康,达到促进健康的目的。在本案例中,张先生意识到肠造口的存在使排便习惯发生改变造成自我意象的紊乱,首先在心理上难以接受。同时,因缺乏肠造口相关知识,对自身护理造口的能力及重返工作岗位均缺乏信心。如果在信念和行动上滞后或延迟,自我护理能力就会下降甚至丧失,造口相关并发症的发生率也将增加,生活质量也会受到影响。

在病房进行健康教育时,**小美未评估病人需求,未区分健康教育与卫生宣教的区别**,借用宣教手册及视频,一味灌输相关知识。健康教育是一种有计划、有目的、有评价的教育活动,是一种干预措施,与卫生宣教有着本质上的区别。卫生宣教通常是卫生知识的传播,目的在于普及卫生知识,是知识的单向传播,其操作体系是一般知识的灌输,而不注重知识信息的反馈和效果评价。卫生宣教仅是实现特定健康目的的一种手段,而不是健康教育的实质,从卫生宣教到健康教育的转变,是观念和工作模式的转变。小美忽视了对张先生的教育计划及效果的评价,护理人员要从日常护理工作中去判断教育目标是否达到,若没有达到或者只是达到其中一部分,则要与病人一起讨论并努力发现其中存在的问题,以便修订计划并改进病人教育措施。而这些内容并没有在小美的工作中得到体现。

目前,知行性模式是一种应用较为成熟的健康促进行为模式,在临床应用较为广泛。病人健康教育程序的运用不是单一的某个环节,而是整体护理观念的体现。同时,健康教育不能忽视知识和信念的关系,护理人员可以通过知识和信息的导入,消除病人对疾病的恐惧心理和无助感,与病人建立良好的护患关系,为病人建立战胜疾病的信心。本案例中,**王护士结合病人现状,了解病人目前的护理问题后,制订了相应的护理计划。**首先,她按照病人目前存在的护理问题制订了健康教育目标;其次,她邀请张先生到谈话间进行面对面讲解下床活动为什么能促进肠蠕动,在模型上示范更换造口袋的方法。知识的积累促进个人的认知,让其深刻理解造口护理对降低并发症发生率的作用。邀请前不久刚出院的病友赵老师现身说法,让张先生了解造口人群体的生活现状,给予其战胜困难的信念;再次,王护士还邀请家属和张先生一起学习，使他焦虑和抑郁的情绪较前好转，在疾病相关知识逐渐增多的同时，张先生也更加积极主动地参与造口袋的更换，最终达到病人行为改变的目的。

王护士邀请赵老师进行经验分享，即称之为非正规的同伴教育，是同伴教育的一种形式。赵老师以提高张先生造口自我护理能力为目的，将自身经验告诉同伴。这种形式不仅能提高张先生的自我护理能力、生活质量，还能减轻他的心理负担，最终引起行为的改变。同伴教育作为一种新型的健康教育模式，在国内外结直肠癌造口术后健康教育中发挥了积极的作用，弥补了造口病人健康教育的不足。

（二）伦理学分析

小美在病房里播放造口袋更换的视频，导致同病房的其他病人及家属知道了张先生是一位"造口人"。这是否侵犯了他的隐私权？

病人权利（rights of patients）是指病人患病后应享有的合法、合理的权利与利益。病人的权利既适合法律所赋予的内容，也包含作为病人角色后医护道德或伦理所赋予的内容。根据我国国情，病人的权利应包括：因病免除一定社会责任与义务的权利、享受平等医疗待遇的权利、隐私保密的权利、知情和同意的权利、自由选择权利、监督自己的医疗及护理权益实现的权利。在本案例中，**主要涉及隐私保密的权利，即对在病人治疗、护理过程中所涉及的病人个人隐私和生理缺陷等，病人有权要求医护人员为其保密**。主要包括：病人个人身体的秘密，主要指病人的生理特征、生理心理缺陷和特殊疾病，如奇特体征、性器官异常，患有性病、妇科病等，病人的身世和历史秘密，包括病人的出生、血缘关系，如系非婚生子女、养子女、生育婚恋史及其他特殊经历。家庭伦理关系、亲属情感状态和其他各种社会关系等。

本案例中，小美在病房里的大声呵斥，没有回避病人的特殊病情，导致病房其他病友及家属知道张先生是"造口人"，违背了病人的隐私权。我们在临床工作中常会有一些无意的行为侵犯病人的权利，例如：医生询问病情隐私，被候诊病人或他人"旁听"；化验单随时公开，引出有关隐私被泄露；医学观摩未经病人同意，隐私变成活教材；床头卡曝光病情，泄露病人疾病隐私；以书面形式（撰写医学论著、科研论文等）公开病人隐私；少数医、技、管人员以口头形式宣扬病人隐私；病案管理人员因工作疏忽造成病案损坏、丢失、被盗而发生病人隐私泄露等。针对现状，应加强法律意识，树立维护病人隐私的观念，加强相关卫生行政法规的学习和弘扬，提高全体医务人员的法律意识。提高道德修养，加强职业道德教育，严格区分正常介入隐私和利用职务之便侵犯病人隐私的界限，医务人员应按照技术操作规程办事。提高职业自律性，原卫生部颁发的《医务人员医德规范及实施办法》明确要求医务人员做到"为病人保守保密，不准泄露病人隐私与秘密"。对病人宣教时要注意用词与场所，为特别存在自我意向紊乱护理问题的病人单独设立谈话间、模型示范间。如需要在病房内宣教，要遵守病人的知情同意。在本案例中，病人原本就不熟悉对造口的护理方式，不知如何应对。同病房病友知晓病人情况后，有可能对病人产生异样的眼光，增加病人的自卑感和焦虑感，不利于病人树立战胜疾病的信心及康复，从而使病人走向消极的一面。

实务指导

在本案例中，小美护士对病人健康教育未运用护理程序，混淆健康教育与卫生宣教的区别。健康教育是一种教育活动或过程，旨在通过信息传播和行为干预的方式，帮助个人或群体掌握健康知识，树立健康信念，自觉地采纳有助于健康的行为和生活方式，从而达到预防疾病、促进健康的作用。

1. 评估教育需求　在知识和信念方面，术前要了解病人对造口的认识，利用图片和文字的形式介绍肠造口的颜色、分类、位置、大小、作用等，给予病人相关知识的认知，为信念的树立、行为的改变奠定基础。同时护士有意识地、连续地评估病人的知识储备。

2. 设立教育目标　护理人员为达到病人教育目的而提出具体护理目标，是服务对象通过健康教育后思想、感情和行为改变的表现，既是病人教育预期达到的结果，也是实施教育计划的行为导向。目标可分为：①认知目标，即对健康信息的理解和接受，针对本案例，可以设置提高自我护理能力，包括造口的自我检查、造口周围皮肤护理、造口病人活动和饮食的相关知识、造口护理产品的认识；②情感目标即健康相关态度的形成或改变，自我意愿的评价，包括对造口认知及自我护理的意愿，可以使用 0~10 分设立目标值；③技能目标即掌握和运用某操作技术的能力，如自我护理技能，包括使用造口相关用物及造口灌洗等技能。

3. 制订教育计划　由于受不同教育对象的个性特征、病种、疾病不同阶段等因素影响，教育内容应有针对性，重点考虑病人的需求和学习能力，选择病人最想知道、最重视，对其行为最有影响的内容。

4. **实施教育活动**　按照已制订计划开展健康教育活动，最终达到预定的教育目标的过程，是健康教育程序的关键步骤。针对病人现存情况可以进行分阶段实施，分次递增地达到健康教育目标。

5. **评价教育效果**　健康教育程序的最后阶段，是将教育结果与预期目标进行比较的过程。健康教育的最终目的是让病人做到行为的改变，并评价其造口生活质量。因此，评价的重点应是病人的知识掌握程度、态度改变和行为取向。护理人员要判断教育目标是否达到。若没有或部分达到，护理人员应当与服务对象一起讨论并寻找问题，以便修订原有计划，改进教育工作。

本案例中，高年资的王护士首先评估病人的顾虑和需求，运用知信行模式结合护理教育的程序分析病人的需求，抓住了病人对终身携带造口袋的顾虑，突出首要护理问题，再进行病人教育，体现了护理健康教育程序中的评估教育需求，为设立教育目标、制订教育计划奠定基础。王护士对张先生进行个性化的健康教育，选择了合适的场所——谈话间，运用了个别指导法及示范教育法提高学习速度，在模型上与病人共同操作讨论，提高其兴趣，结合同伴教育的模式改变了病人的信念，这就是教育活动的实施。三天后，王护士对健康教育进行了评价，病人能自行更换造口袋，并对造口并发症的知识学习提高了兴趣，出院 3 个月后顺利回归社会，体现了教育效果的评价。

（施姣娜　许　勤）

第三节　学习与思考

案例一、"倒霉"的实习生小王

案例概况

临床实习生活已经过去 1 个多月了，小王同学怀着忐忑的心情到实习医院某科室报到，在这之前，在实习生中已经传开该科室的某位老师特别严厉，小王祈祷着不要跟着这位带教老师，结果，排班表打破了她的梦想，带教她的正是那位传言很凶的老师。

跟着带教老师上班的第一天，小王战战兢兢，生怕自己做错事情，于是经常反复问老师："我这样做，对吗？"几个循环之后，带教老师显得不耐烦了。有一次，小王遇到一项不太熟悉的操作也不敢询问老师，但是一想到实习岗前培训中强调的临床安全的重要性，她还是鼓起勇气向带教老师请教："老师，这种雾化吸入操作我不会，您可以教我一下吗？""这么简单的基础操作你都不会吗，不是已经轮转过2个科室了吗，你赶紧去做，组内还有好多事情等着我去处理"。小王踌躇地走进病房，但面对墙面上的装置，她实在是无法下手。于是她再次返回护士站，对着正在书写护理记录的带教老师说："老师，这个操作我上午只见您做过1次，您现在可以到病房看我做一次吗？""你别这么拖拖拉拉的了，赶紧去！"面对老师严厉的催促，小王不知道该怎么办了……

问题焦点

1. 案例中的带教老师在带教过程中存在的最大问题是什么？
2. 如果你是小王，你会怎样进行接下来的雾化吸入操作？
3. 如果你是科室的护士长，你了解到这样的情况，会怎么做？

案例二、委屈的小潘

案例概况

小潘是一名新入职的护理人员，个性温柔内敛，不善于表达，与同事或病人沟通时都轻声细语。进入临床后小潘发现护理工作很紧张，精神压力也较大，但在工作时依然勤勤恳恳，从不抱怨，虚心接受带教老师指出的问题。

心内科是小潘轮转培训的第二个科室，护士长提前安排好一位高年资护士孙护师带教小潘。根据排班安排，小潘上的第一个班次是大夜班，由于白天心内科有几台手术，大夜班还有几个病人在输液。孙护师告诉小潘，心内科的夜班治疗不多，一般没有太多事情，现在病人都休息了，等白天再给她介绍科室具体情况，并让小潘先在护士站，自己便单独去巡视病房了。巡视过程中，孙护师发现12床病人的液体输完了，就回到护士站让小潘更换液体。孙护师让小潘去治疗室拿出12床病人的500ml糖盐水，并且在护士站检查了小潘拿的液体，就让小潘单独去给12床病人换水，自己接着巡视其他房间。小潘进入病房后，发现病人都在睡觉，就没有开灯，轻手轻脚把液体换好，离开了病房。大约过了15分钟，孙护师觉得奇怪，13床病人的液体怎么到现在还没有输完，查看后才发现13床病人正在输12床病人的液体，而12床病人的空液体袋子还挂在输液架上，于是立即停止了13床病人的输液，并拿出一袋500ml糖盐水给12床病人换上了。之后孙护师询问小潘是怎么弄错的，小潘回答："病人都在睡觉，怕打扰他们，灯也没开，就直接换了，于是把床号弄错了"。孙护师告诉小潘，13床病人是一个限制液体的病人，输液太多可能会导致心衰，后果会非常严重。小潘听了后悔莫及，同时觉得自己是好心办坏事，非常委屈。

问题焦点

1. 孙护师带教实习生的方法有哪些不妥之处？
2. 带教老师如何培养新护士的安全意识？
3. 作为一名护士如何在工作中保持良好的心态？

案例三、不完整的出院指导

案例概况

王大爷86岁了，没有上过学，半年前做了一个甲状腺全切术，术后开开心心地回家，管床护士小杨按医生的出院医嘱给王大爷发了"优甲乐"口服药和出院小结。最近，杨大爷觉得自己手脚不自主地颤动，容易激动发脾气，王大爷儿子陪着王大爷到门诊复查，医生建议做甲状腺功能化验，化验结果诊断：药物过量引起甲亢，王大爷儿子很气愤，向医院的沟通办公室投诉护士没有交代要定期复查。杨护士感到委屈，回忆半年前王大爷出院时家里人不在病房，她把出院药品的使用方法和定期复查单交给了王大爷，小结内写有服药的注意事项和可能的不良反应。杨护士疑惑为什么王大爷没有按照出院小结内的要求一个月后复查甲状腺功能？

问题焦点

1. 杨护士向王大爷进行出院宣教，为什么王大爷的依从性差？

2. 王大爷是文盲，住院签署委托知情同意书，由其儿子办理一切相关手续。出院宣教时，杨护士没有向王大爷的儿子交代，这是否侵犯了家属知情同意的权利？

（施姣娜　沈　燕）

第七章　社区——护理之惠

第一节 理论精要

重要概念

（一）临终关怀

临终关怀（hospice care）指的是由医生、护士、社会工作者、志愿者以及政府人员等多学科、多层次人员组成的团队对临终病人及其家属提供全面的支持与照料。常见的临终关怀对象包括晚期癌症病人、严重心肺疾病临终病人等。临终关怀的对象涵盖了所有年龄段的生命，并不限于临终老年人，还包括临终儿童，临终病人的家庭等群体。临终关怀在时限上的界定各个国家或地区有所不同，一般始于确诊病人预期生存期 3~6 个月时，止于病人死亡后的居丧期。

（二）职业角色

职业角色（professional role）是指社会和职业规范对从事相应职业活动的人所形成的一种期望行为模式，作为社会角色的一种重要类型，除具有社会角色的一般特征外还具有合法性、专业性、科学性和相对稳定性等特征。护理，既是技术含量高的知识密集型行业，又是一项最具人性、最富人情的职业，护士的职业角色则融合专业技术和人文素养为一体。随着医学模式转变和护理学科发展，护士的职业角色已从传统的治疗实施者拓展为健康管理者、决策者、教育者、咨询者和研究者等，护士的社会地位和职业价值也不断提升，而要扮演好护士这一职业角色和充分展示其职业价值，除了要学习专业的医学知识外，还要以适应社会需求为目标不断提升自我对职业角色的认知，角色认知越清晰、越全面，职业行为才会越规范、越科学，角色扮演就越能够符合社会的期望。

（三）态度

态度是指通过学习形成的影响个体对人、物或事等进行反应的心理倾向。态度往往是非计划附带习得的。态度一般需要经过相当长时期才能逐步形成或改变。一个人的情感、态度往往会影响他的行为选择。

（四）授权

授权是指在不影响个人原来工作责任的情形下，将某些特定的任务改派给另一个人，并给予执行过程中所需要的权利。授权者对被授权者有指挥权、监督权，被授权者对授权者有汇报情况及完成任务的责任。

（五）灾害

灾害（disaster）是指任何能引起设施破坏、经济严重损失、人员伤亡、健康状况恶化的事件，如其规模已超出事件发生社区的承受能力而不得不向外部寻求专门援助。灾害性事件包括自然灾害（气象灾害、地震地质灾害、生物伤害）和人为灾害（技术事故、环境公害、事故、人为恐怖）。

重要理论

（一）死亡教育

死亡教育是随着死亡学（thanatology）的兴起发展起来的，是有关死亡的知识大众化、社会化的过程，是开展临终关怀运动的基础。死亡教育是将有关死亡及其与生命有关的知识传递给个体及社会的教育过程。死亡教育关注的要点并不局限于死亡的话题，还包括关于生命的探讨，因而也称为生命教育。目前国内的死亡教育开展最多的是针对临终病人及家庭的死亡教育，在社区护理范畴中如何开展针对不同层次人群特点的死亡教育是需要关注的话题，如针对中小学生、慢性病病人等的死亡教育。

（二）医院管理的奶酪原理

医院管理的奶酪原理中，每一片奶酪上都有若干个孔洞，代表医院管理的每个环节所可能产生的失误或技术上存在的短板，当不规范行为发生或技术短板暴露时，光线即可顺利穿过该片奶酪，如果这道光线与第二片奶酪洞孔的位置正好吻合，光线就顺利穿过第二片奶酪，当许多片奶酪的洞孔刚好形成串联关系时，光线就会完全穿过，也就是代表着医院管理的安全事故或质量事故的发生。医疗质量安全是永恒的话题，脱离了安全讲质量完全是无稽之谈，脱离了质量谈安全也是行不通的，因此，医院管理涉及方方面面，但重点是人和人的行为的管理，必须是制度化前提下开放人性化，两者有机统一，缺一不可，护士职业行为亦是如此。

（三）学习目标分类理论

学习目标分类理论（types of learning outcomes）为美国著名的教育心理学家加涅（Gagne RM）开发。该理论根据学习结果将学习分为了五类：言语信息、智慧技能、认知策略、动作技能和态度。其中智慧技能又可以分为五种类型：辨别、具体概念、定义性概念、规则、高级规则。

（四）领导的 6P 特质

合格的领导者必须具备极高的素质和多方面的能力，才能成为组织的核心，"领导的 6P 特质"即为"远见"（purpose）、"热情"（passion）、"自我定位"（place）、"优先顺序"（priority）、"人才经营"（people）、"领导权力"（power）。

（五）危机管理理论

危机管理的 4R 模型理论由美国学者罗伯特·希斯（Robert Heath）在《危机管理》一书中率先提出。四阶段危机管理理论，即缩减阶段（reduction）、预备阶段（readiness）、反应阶段（response）、恢复阶段（recovery）。其中反应阶段是灾害管理中最核心的内容，包括 4 个方面：信息获知、有效反应、重点应对和消除影响。①信息获知：是灾害事件应对管理的第一步。在灾害管理中，应及时、准确地获知灾害发生的信息是应对管理关键，可以通过监测系统等快速获得信息；②有效反应：是指灾害事件信息获得的可靠性和准确性，并在短时间内完成突发事件处理的各种准备；③重点应对：是指灾害影响的重点区域和受灾人群实施重点处理，以防事件进一步演化和次生灾害发生；④消除影响：应对管理之后的恢复特征，可以有效帮助受灾人群维持生命和保持基本生活需要，为进一步灾后全面恢复提供良好保证。

理论实务

社区护理体现了以疾病护理为中心向以人群健康为中心的转变，扩展了护理工作范畴，使护理服务从医院走向家庭、社区和社会。社区护理以"人人享有初级卫生保健"为目标，旨在为社区居民提供预防、医疗、保健、康复、健康教育、计划生育技术服务等多位一体的综合卫生服务，强调个体、家庭、社区的系统性。社区护理贯穿服务对象生命的各个周期以及疾病发生、发展的全过程，既是普惠性质的医疗卫生服务，也是惠及社区全人、全周期的健康服务。

（丁亚萍　李现文）

第二节　案例解析与实务

案例一、孙女士最后的时光

案例概况

孙女士，41岁，2019年1月因身体不适到医院治疗，期间辗转了多家医院，最后确诊为食管癌晚期转移，其主治医生将这一结果当面告诉了孙女士和她丈夫。在家庭会议商讨时，孙女士表示想放弃治疗，留下积蓄供孩子读书，免得最终落得人财两空，这一想法被丈夫拒绝。近1个月来，孙女士仅能进食少量流食，有时进食后呕吐，胸骨后疼痛控制十分不理想，呕血和便血变得越发严重，随时面临离世的可能。孙女士和丈夫原来都在一家餐饮公司工作，还通过银行贷款购买小货车，承包了公司的配送业务。孙女士平日做事认真，勤劳助人，对于自己的现状无法接受。孙女士的公公与他们共同生活在一起，主要负责照顾两个上小学的孩子。由于家庭矛盾，孙女士与公公的关系一直不太好。自孙女士确诊后，整个家庭对于死亡的话题都很排斥。由于自己的病情恶化，生死未卜，两个孩子年纪尚幼，孙女士感觉人生没有了希望，想到自己离世后虽然以自己名义申请的贷款不用再还，但更感到人生可悲。

问题焦点

1. 主治医生该如何告知孙女士和她丈夫这个消息？

2. 临终病人家庭会议的内容应包括哪些？对于孙女士这一家庭而言，家庭的死亡教育内容应包括哪些？

3. 孙女士死亡后，以孙女士名义向银行贷款的债务是否须偿还？

理论导读

临终关怀指的是由医生、护士、社会工作者、志愿者以及政府人员等多学科、多层次人员组成的团队对临终病人及其家属提供全面的支持与照料。临终关怀的宗旨是提高临终病人的生活质量，使其舒适、无痛苦、有尊严地走完人生最后的旅程，同时使临终病人家属的身心健康得到维护和增强。

临终关怀的服务对象是诊断明确且病情不断恶化、现代医学手段不能治愈、不可逆转的疾病终末期、预期生存期3~6个月者。常见的临终关怀对象包括晚期癌症病人、严重心肺疾病临终病人等。临终关怀的对象涵盖了所有年龄段的生命，包括临终老年人、临终儿童等。此外，临终关怀的对象除了临终病人外，还包括了临终病人的家庭。临终关怀在时限上始于确诊病人预期生存期3~6个月时，止于病人死亡后的居丧期。

点评分析

本案例问题焦点的前两个问题属于临终病人病情告知、临终病人的家庭会议内容、临终家庭的死亡教育内容等，需要运用临终关怀的相关知识进行分析，第三个问题涉及当事人死亡后的贷款还款问题，需要运用法学的理论与知识分析。

（一）临终关怀相关分析

主治医生该如何告知孙女士和她丈夫这个消息？

要回答此问题，首先需要明晰临终病人的病情告知策略有哪些注意点，然后据此"评价"案例中的"主治医生告知是否合理"。

临终病人的病情告知策略要点：传统伦理观点认为病人即将临终，临床护士应该绝对保密，以减少病人的心理痛苦。这种观念剥夺了病人的知情权，违背了现代医学伦理观。对于临终的病人，主治医生及护士应该与家属一起制订告知计划，列出需告知病人哪些情况、分几个阶段告知、每个阶段告知的内容等。在告知病人临终相关信息时，需留有余地，让病人逐步接受，如开始时可以使用一些模糊的词汇委婉地开启话题。在分次告知病人时，要尽可能地给病人留有希望，但告知的内容必须是真实的，不能欺骗病人，否则会使病人产生不信任感。在告知过程中，要允许病人适当发泄，及时给予病人情感支持。

依照上述临终病人的病情告知策略要点，不难发现：本案例中主治医生实施的病情告知策略遵循了真实性原则，但在告知过程中未对孙女士及丈夫的接受能力进行预估，没有考虑分阶段告知的可行性，未与家属一起制订告知计划。

临终病人家庭会议的内容应包括哪些？对于孙女士这一家庭而言，家庭的死亡教育内容应包括哪些？

分析此问题，首先需要了解临终病人家庭会议涉及的内容。临终病人家庭会议经常涉及的内容包括：家庭成员的需求，医疗团队及负责人情况，医疗照护的目标，舒缓治疗的内容及方法，预后问题，濒死前应实施的救治措施（使用或撤除呼吸机等生命维持体系），家庭成员最终决策者或授权代理人等问题。

一般而言，成功的家庭成员会议须包括这些必要因素：识别家庭成员的价值取向（value family statements）、对家庭成员情感的认可（acknowledge family emotions）、倾听家庭成员的想法（listen to the family）、尊重临终病人的自主权（understand the patient as a person）、获取家庭成员的主要关注点（elicit family questions）等。

死亡教育的内容应根据教育对象的年龄、特点等设置，从而制订具有针对性的死亡教育活动。莱维顿（Leviton）提出的死亡教育内容较具有代表性，包括了死亡教育的本质、死亡及濒死的态度和问题、对死亡及濒死的调适三大类，具体内容包括死亡的本质及意义；对死亡及濒死的态度；对死亡及濒死的处理及调适；对自杀、安乐死、意外死亡等特殊问题的探讨；有关死亡教育的实施五个方面。雅博（Yabo）提出的死亡教育涉及了葬礼及吊唁等与死亡有关的内容，死亡教育内容应包括死亡的定义、原因与阶段，有关死亡文化的观点，生命周期，葬礼仪式和选择，尸体处理方式，器官移植与捐献，自杀与自毁行为，对亲人和朋友的吊唁，宗教对死亡的解释，法律和经济对死亡的解释，死亡准备及安乐死。格莱伯森则提出了针对中小学生的死亡教育应包括自然的生命循环、植物及动物的生命循环，人类的生命循环即出生、生长、老化及死亡,生物学层面的死因、死亡的界定,社会和文化层面的丧葬风俗及有关死亡的用语,经济和法律层面的保险、遗嘱、葬礼安排事宜,有关哀伤、丧礼、守丧等,文学、音乐及其他艺术形式中的死亡描述,死亡的宗教观点,道德和伦理对诸如自杀及安乐死等问题的讨论,生死相关的个人价值等。

参考以上不同学者对于死亡教育内容的观点,结合案例中孙女士家庭成员的组成,可考虑分别对孙女士的丈夫与公公、孙女士的两个孩子进行死亡教育。其中,对于孙女士的丈夫与公公进行的死亡教育,可包括对死亡及濒死的态度,对死亡及濒死的处理及调适,尸体处理方式,器官移植与捐献,对亲人和朋友的吊唁,法律和经济对死亡的解释,死亡准备等内容。而对孙女士的两个孩子进行的死亡教育,可包括人类的生命循环,社会和文化层面的丧葬风俗及有关死亡的用语,有关哀伤、丧礼、守丧等。

(二)法学分析

孙女士死亡后,以孙女士名义向银行贷款的债务是否须偿还?

《中华人民共和国继承法》第三十三条第一款规定,继承遗产应当清偿被继承人依法应当缴纳的税款和债务,缴纳税款和清偿债务以他的遗产实际价值为限。超过遗产实际价值部分,继承人自愿偿还的不在此限。继承人放弃继承的,对被继承人依法应当缴纳的税款和债务可以不负偿还责任。

在本案例中,虽然向银行的贷款是以孙女士的名义借贷的,但其实质属于夫妻双方共同债务。结合最高人民法院关于适用《中华人民共和国婚姻法》若干问题的解释(二)第二十六条,夫或妻一方死亡的,生存一方应当对婚姻关系存续期间的共同债务承担连带清偿责任。如果孙女士与其丈夫之间不存在婚姻期间财产归各自所有的约定,则死者的配偶即孙女士的丈夫有义务承担清偿责任。

实务指导

在本案例中,临终关怀团队应根据孙女士家庭特点进行合理的病情告知策略,并指导召开家庭会议及死亡教育。主要涉及以下四个问题:

1. **病情告知策略** 对于临终的病人,临终关怀团队应该与家属一起制订告知计划,列出需告知病人哪些情况、分几个阶段告知、每个阶段告知的内容等。在告知病人临终相关信息时,需留有余地,让病人逐步接受。

2. 家庭会议 成功的家庭成员会议需要指导临终家庭能够识别家庭成员的价值取向,了解家庭成员情感的认可,并做到倾听家庭成员的想法、尊重临终病人的自主权,并知晓家庭成员的主要关注点。

3. 死亡教育 死亡教育的内容应根据临终病人所在家庭成员的年龄、特点等设置,从而制订具有针对性的死亡教育活动。死亡教育一般需要包括死亡教育的本质、死亡及濒死的态度和问题、对死亡及濒死的调适等内容。

4. 死亡后债务 根据《中华人民共和国继承法》第三条的规定:"遗产是公民死亡时遗留的个人合法财产,包括公民的其他合法财产"及《最高人民法院关于贯彻执行＜中华人民共和国继承法＞若干问题的意见》第3条的规定"公民可继承的其他合法财产包括有价证券和履行标的为财物的债权等"。债权作为公民的其他合法财产是可以依法继承的。对于债权来说,只要其不具有人身性,不计其发生的依据为何,都可以作为遗产,由继承人继承。债权人死亡后的债务问题须结合《中华人民共和国继承法》和《中华人民共和国婚姻法》具体讨论。

(李现文 任元鹏)

案例二、代熟人开安眠药,出事后却反目成仇

案例概况

小美毕业于某医科大学护理学专业,目前她在社区卫生服务中心的心理科工作,这个科也是该社区卫生服务中心的特色科室,由于平时服务的对象大部分是心理障碍病人,她对这一类病人的焦点问题尤其清楚,再加上多年的工作经历,更是对病人和家属的痛苦感同身受。因此,她用积极态度和专业技术为每一位病人提供优质服务,同时也受到了病人和家属的好评。

某日,小美上班时接到了大学同学小修的电话,简短的寒暄之后便切入正题,小修请求小美帮忙开安眠药——氯硝西泮,并且是一瓶(100粒),小美刚开始并没有答应,但小修苦苦地哀求,声称老家的社区服务中心开不到这个药,害怕出门,担心更多的人知道自己去精神病院看病的,并告诉小美之前大学里她也吃过安眠药,让小美放心,即使出了事,跟小美也没关

系……电话里传来一阵阵哭泣的声音。确实，小修在大学里有过精神异常史，但具体情况小美并不太清楚，此时她能感受到小修内心的苦楚和焦急的心情，于是没有耐心地询问和思考便答应了小修的请求。几经周折后，小美用医保卡从医院门诊配了一瓶氯硝西泮片，随后快递给了小修，并在微信里编辑了一段关于该药物的注意事项，再三叮嘱小修服药过程中有任何问题及时与她联系。原本以为自己做了一件善事，结果没想到，第三天小修的父母找到了医院讨要说法，原来小修几年前即诊断为"心境障碍，抑郁发作"，近日因失恋而病情复发，出现了轻生的念头，昨日晚顿服氯硝西泮片自杀，所幸其父母发现及时，经过急诊洗胃、静脉输液等抢救措施后脱离了危险期。她的父母从门诊挂号单和微信上得知药物的来源，即认定小美和社区卫生服务中心均有不可推卸的责任，因此向小美所在的社区卫生服务中心投诉并要求赔偿，否则就告上法庭，后来经过医疗纠纷预防和处理委员会的调解，最终双方达成一致，事件得以平息，小美也吸取了深刻的教训。

问题焦点

1. 本案例中护士小美的"善举"是否体现护士人文修养的核心要素？
2. 本案例中医疗机构在规范执行和管理制度上存在哪些漏洞？违反了哪些行业规范？
3. 本案例中护士小美的"善举"并未达到预期的效果，如何辩证分析护士在执业过程中执业制度化和人性化的关系？

理论导读

职业修养，是指从业人员在职业活动过程中的自我锻炼及自我改造中所形成的与其职业相匹配的品质特色和职业道德境界，表现为个体在待人处世过程中的风度、仪表、言行、举止等方面的特性和丰富的文化内涵。不同职业的修养既有共性品质，也有差异特色，这一方面靠社会主流的价值取向和学校的专业教育；另一方面取决于自己的主观努力，即自我修养，两方面是缺一不可的，而且后者尤为重要。

护士的人文修养，不仅关系到护理工作的成败，更是影响着护理学科的发展。传统医疗"以疾病为中心"的理念，较长时间内出现"重技术，轻人文"的局面，护士被形象地比喻成医生的"两条腿"，对护士的评价标准局限于过硬的专业知识和娴熟的操作技能。随着医学模式的转变，护理模式发生了根本性的改变，从功能制到责任制整体护理，从疾病常规护理到人性化优质护理，凸显了护理学专业技术和护理人文关怀理念的有机统一。近年来，护士的人文修养也越来越受到护理教育者和管理者的重视，呼吁要加强培养高技术、高素质的专业型护理人才。护士的人文修养除了与个人的教育文化背景有关，更多是靠今后职业过程中长期的自我学习和自我修炼。目前，全国医学院校陆续开设了护士人文修养的课程，重点培养护士在职业过程中所应当具备的人文修养，这不仅为护生、护士引导正确的价值取向，更为护生、护士传递对职业的敬畏、审慎和担当。随着社会生活水平不断提高，人们对健康的追求和向往也对医疗服务提出更高的要求，不论从社会大众法律意识不断提升，还是说以往沉痛的教训，依法执业、依法行医已经是刻不容缓，不仅是保护病人，同样也是保护我们自己。

点评分析

本案例问题焦点的第一个问题属于护士的职业角色和修养，需要运用人文修养的理论和知识进行分析，第二个问题涉及医疗机构的规章制度管理和落实，需要运用法学理论与知识进行分析，第三个问题属于医务人员在执业过程中落实制度化和人性化规范的辩证关系，需要用到管理哲学理论与知识进行分析。

（一）人文修养分析

本案例中护士小美的"善举"是否体现护士人文修养的核心要素？

要回答此问题，首先需要理清现代护士的职业角色和人文修养，然后再回顾护士小美在此事件中的角色行为，从而给出客观的判断。

现代护士的职业角色：角色一词，原指剧本中的人物，后被广泛应用于分析个体心理、行为与社会规范之间的相互关系中，成为社会心理学中的一个专门术语，其含义为：**处于一定社会地位的个体或群体，在实现与这种地位相联系的权利与义务中，所表现出的符合社会期望的模式化行为**。护士的职业角色随着护理学发展经历了三个演变，第一阶段是以疾病护理为中心的阶段，护士的角色以照料者和执行者为主；第二阶段是以病人护理为中心的阶段，护士的职业角色和功能未有很大的变化；第三阶段是以人的健康为中心的阶段，护士的任务已超出了原有的范畴，其工作场所也从医院扩大到了家庭、社区、养老院或临终关怀院等，其角色也发生了根本性的变化。现代护理学已发展成为现代科学体系中综合人文、社会、自然科学知识的、独立的为人类健康服务的应用学科，现代护士也被赋予了多元化的角色，包括护理计划者（planner）、护理活动实践者（care-practicer）、护理管理者（manager）、健康教育者（educator）、健康协调者（coordinator）、健康咨询者（consultant）、病人利益维护者（advocate）、护理研究者和改革者（researcher and reformer）。

护士的人文修养：是与职业角色相匹配的品质特色和职业道德境界，护士在实践活动过程中的自我锻炼和自我改造中所形成的与其职业相匹配的文化内涵。随着护理事业的高速发展，护理实践活动也更加注重表现以人为本和体现人文精神，护士在护理工作中不仅要有扎实的专业知识和技能，还要有与多元化角色相匹配的职业修养。护士人文修养是近年来新兴的一门提高护士人文知识、人文技能和人文思想等方面综合素质的课程。国内学者将人**文修养的核心要素高度概括为以下10个方面：爱心、细心、耐心、精心、良心、同理心、忠诚、审慎、慎独和倾听**。这些品质的形成一方面靠社会价值取向的引导和专业的人文教育，另一方面靠个人长期的自我修养和升华，而后者尤为重要。护士的人文修养随着特定时间、空间、对象和活动内容等方面的变化而发生转变，因此，在临床互动过程中，护士的角色行为也呈现出多样性，同时受职业角色和修养的调控。

再回顾本案例中的护士小美，从事临床护理工作多年，具有丰富的临床经验和人文修养，职业角色和角色行为在实际工作中得以运用和发展，但在特定情境中，护士小美对自身的角色界定和角色转换出了问题。首先，小美和小修在此案例中仅仅是同学、朋友关系，不存在治疗性医患关系，护士小美的角色定位出了偏差，其感性的认识超出了理性的思考，仅一味地考虑到小修的内心苦楚和需求，运用到了爱心和同理心，却丢失了审慎的品质；其次，从专业的角度来看，从同学小修的电话中，护士小美应当敏锐地捕捉到很重要的信息——抑郁症的表现，应当能初步判断小修出了状况，不单单是小修口中失眠的说辞，此时作为健康教育者或健康咨询者，她有义务进行耐心地倾听、细致地评估和审慎地回应；另外，护士小美在帮助开药的过程中，呈递了一些虚假的疾病信息和利用工作之便获取药物的行为，这也是超出了《护士条例》中所限定的护士职业义务。综上所述,不难发现,**此案例中护士小美的"善举"并未完全体现护士应该具备的人文修养,违背了细心、审慎和慎独的核心要素。**

(二)法学分析

本案例中医疗机构在规范执行和管理制度上存在哪些漏洞?违反了哪些行业规范?

为了加强对医疗机构的管理,充分发挥医疗机构的职能,促进医疗卫生事业的发展,保障公民健康,全国人大常委会和国务院颁布了《中华人民共和国药品管理法》《医疗机构管理条例》以及《处方管理办法》等法律法规和医疗行业规范。

医疗机构执业规范:首先,《医疗机构管理条例》第二十五条规定,医疗机构执业,必须遵守有关法律、法规和医疗技术规范。第三十二条规定,未经医师(士)亲自诊查病人,医疗机构不得出具疾病诊断书。第三十五条规定,医疗机构对传染病、精神病、职业病等病人的特殊诊治和处理,应当按照国家有关法律、法规的规定办理。其次,江苏省《医疗机构管理条例》第三十三条规定,除乡镇卫生院为村卫生室代购药品外,医疗机构不得向其他单位或者个人出售药品。另外,原卫生部发布《医疗机构管理条例实施细则》第五章执业中明确界定了医务人员的执行规范和行为准则,第五十六条规定,医疗机构应当定期检查、考核各项规章制度和各级各类人员岗位责任制的执行和落实情况。第五十七条规定,医疗机构应当经常对医务人员进行"基础理论、基本知识、基本技能"的训练与考核,把"严格要求、严密组织、严谨态度"落实到各项工作中。

本案例中小美利用自己的医保卡进行挂号、看"病"、诊断和开具药物,一定程度上,"病人"提供了一些虚假的"疾病"信息及利用了工作便利关系,医院为此一路绿灯放行。由此可见,医疗机构**在医务人员执业行为规范上存有漏洞,并未定期进行专业理论和严谨工作态度的训练与考核,对医务人员在执行核心制度时监管不严。**

药品和处方管理规范:《中华人民共和国药品管理法实施条例》和《医疗机构管理条例》明确规定了医疗机构的药剂管理规范,首先,《医疗机构管理条例》第三十六条规定,医疗机构必须按照有关药品管理的法律、法规,加强药品管理。《中华人民共和国药品管理法实施条例》第二十七条规定，医疗机构向病人提供的药品应当与诊疗范围相适应，并凭执业医师或者执业助理医师的处方调配。其次，国务院发布的《麻醉药品和精神药品管理条例》明确要求医疗机构加强对麻醉药品和精神药品的管理，保证麻醉药品和精神药品的合法、安全、合理的使用，并且界定了精神药品分为第一类精神药品和第二类精神药品，该条例也就如何使用做了详细的规定。本案例中氯硝西泮片属于第二类精神药品，临床上使用较为普遍，具有镇静、催眠和肌肉放松的效果，关于氯硝西泮相关药物的销售在《中华人民共和国药品管理法》中做了限定，其使用和管理也在《麻醉药品和精神药品管理条例》中做了进一步的规定，医疗机构应根据病人治疗疾病的需要，个人凭医疗机构出具的医疗诊断书、本人身份证明，可以携带单张处方最大用量以内的精神药品。《合理用药制度》中规定**一次处方量：一般疾病三至四日量，慢性病七日量，慢性病出院带药不得超过四周量。**《处方管理办法》第二十三条也规定，第二类精神药品一般每张处方不得超过 7 日常用量；第二类精神药品零售企业应当凭执业医师出具的处方，按照规定剂量销售第二类精神药品，并将处方保存 2 年备查；**禁止超剂量或者无处方销售第二类精神药品。**另外，医疗机构应当按照国务院卫生主管部门的规定，应当对本单位医务人员进行有关麻醉药品和精神药品使用知识的培训、考核，应当严格对第二类精神药品的销售、使用和监管环节上的管理和监控。因此，本案例中，**医疗机构违反了《医疗机构管理条例》《麻醉药品和精神药品管理条例》《合理用药制度》和《处方管理办法》。**

（三）管理学分析

本案例中护士小美的"善举"并未达到预期的效果，如何辩证分析护士在执业过程中执业制度化和人性化的关系？

某电视台曾报道，年近 70 岁的乡医陈寿存退休后仅仅是帮忙村民挂吊水（药是病人自带的），但因为病人本人有心脏病史，输液导致病人心源性猝死，最终，陈寿存不仅面临民事赔偿，这个年纪还要面临着最少被判 10 年以上。其实这种因为代注或代购而引起医疗纠纷案例，在社区和居家中屡见不鲜。目前医疗模式不断向社区和家庭延伸，而社区的医疗技术、治疗水平和药品种类等还跟不上需求，很多时候面对熟人的介绍和病人的苦苦哀求，许多医务人员出于恻隐之心或者碍于熟人情面，接受了病人及家属的请求，一旦治疗效果达不到预期，医患矛盾一触即发。因此，医疗机构的人性化服务和制度化管理一度成为社会各界热议的焦点,下面就看看这两者之间的辩证关系。

护士执业制度化: 首先,医务人员的执业行为应当受所在的医疗机构统一、科学、规范地管理。护士执业的制度化管理是医疗机构实现依法治理的具体体现,是在依据国家相关的法律法规而构建的制度规范体系内进行的客观公正的管理。制度化管理对护士的注册、执业、权利、义务、绩效、晋升、培训等方面具有明显的促进作用。通过制度化管理,可实现:①加强对护理行为、工作职能的约束性,使得不同层面的护理工作有序进行;②促进不同岗位护士的工作标准和个人行为的规范化,从而提升工作实绩;③有利于护理队伍的科学发展。其次,护士执业的制度化具有许多方面的优越性,这也是护士职业角色和职业修养的基本标准。另外,护理学科已发展成为一级学科,是一门科学,也越来越注重培养科学型、专家型、双师型护理人才,现代护理人才所具备的特质也更加注重独立评判性思维、审慎的循证和决策能力等方面的培养和锻炼,由此可见,**护士执业制度化管理是现代管理实践的主流**,具有科学性、客观性、规范性和稳定性。然而制度化管理是以工作为中心的,**它只讲科学和理性,而不考虑韧性,因而,存在明显的局限性**。主要体现在以下两点:①削弱了护士的工作积极性,让护士在规划的约束下工作,人性被忽视;②制度的"刚性"缺乏管理的"柔性"和艺术性。

护士执业人性化: 人性化护理是由美国人华生(Watson)首先提出的"人性照护"护理模式发展而来,**人性化护理理念已广泛应用于临床,这是一种以人为本、创造性的、个性化的、整体性的、有效的护理模式**。其概念可分为心理社会和关怀行为两个方面,心理社会方面包括同情心、真诚、尊重及视病人如亲人等态度与情感表现,关怀行为方面包括专业行为、满足需求、眼神接触、倾听、温和语调、表情及触摸等技巧。随着责任制整体护理模式和优质护理服务方案的提出,医疗行业已逐步从"制度化"向"人性化"迈进,"人性化"服务也成为医疗机构体现医疗质量的软实力和市场竞争的核心竞争力。"以人为本"的服务理念已深入到临床护理的各项工作中,护士的人文关怀理念、素养和能力也越来越受到重视。在学校期间,护士陆续接受了《护士礼仪》《医患沟通学》《护理美学》和《护士人文修养》等基础课程的教育和培训,护士的人性化服务理念和能力不断提升;在临床工作中,护理管理者和教育者为满足服务对象的需求和提升护理服务水平,临床护士的人文关怀能力已深入到各项护理活动中。然而，在实际工作中面临复杂多变的病情和形形色色的服务对象，人性化护理是以人为中心，以实现生理、心理和社会的全面健康，护士在执业过程中也更加注重人性和感性，工作中更为注重病人的主观感受和内心体验，有时忽视了制度的统一和约束。

针对广大在校护理学生而言，其制度化和人性化的意识均相对淡薄，因此，一方面护理教育者和管理者应当尽早开展在校护生的法律知识培训和医德教育，引导护生牢固树立依法执业的意识；另一方面，通过临床实践与病人的互动，不断培养和提炼护士应当具备的人文关怀品质。如果说，制度化是让我们用心规范地做事，那么人性化就是要让我们用脑创新性做事。**由此可见，制度化管理是根本，人性化管理是升华**。侧重于制度化，会缺乏人情味，增加了护士对职业的厌倦感和职业压力，容易对护士身心健康造成伤害，一定程度上也限制了护士的积极性和创造性；侧重于人性化，会丧失部分制度的严谨性，从而滋生"人情化"管理的可能性，同时无原则的人性化导致管理中讲资格、讲人情，处理问题时受亲疏远近的影响，不能很好地做到公平公正和严格管理。正如本案例和媒体报道中所说，医务人员的怜悯之心人皆有之，但医务人员的执业行为应当建立在制度和规范的基础上，不能脱离了制度讲人性化。因此，只有坚持制度化与人性化两者的辩证统一，有效避免各自的弊端，扬长避短，方能保证医疗工作合法、高效地完成，实现医患和谐。

实务指导

南丁格尔曾说：护理既是一门科学，也是一门艺术。

护士执业要严格按照《护士条例》所规定的护士权利和义务，应当明确定位自我职业角色和职责范围，必须严格遵守各项法律法规和医院工作规章制度。执业，既不能超越范围，也不能失职。当遇到本案例情形时，切记不能学护士小美仅一味地顾及"人情"而忽视了制度规范的约束；当遇到问题或者求助时，我们需要耐心、细心、审慎地分析和诊断，慎独地做出合法、合规、合情的决定，这样才能够充分展现护士的职业修养。

而作为医疗机构，在规范护理行为、保障护士合法权益等方面负有管理、监督职责。医疗机构在护士执业活动过程中，不断加强护士法律法规教育，主要有：①广泛开展普法宣传教育；②深入学习医疗卫生法律法规和规章制度；③加强诊疗护理规范和常规的培训。另外，医疗机构在加强制度化管理和建设的同时，也要注重医务人员的人性化管理，充分调动医务人员的积极性和创造性，不仅能为病人提供更专业化、人性化的优质服务，更能促进医疗机构可持续性发展。

（侯明如）

案例三、愤怒的糖尿病病人张大爷

案例概况

小辉是一名社区护士，就职于本市某社区卫生服务中心，目前和几位搭班的护士共同负责附近社区的慢性病护理与管理工作。某日早晨，小辉前往附近的某新村社区走访 2 型糖尿病病人，他首先来到了目前一人独居的张大爷家。张大爷的老伴已经去世多年，子女在外地打工，家庭经济状况不佳。小辉帮张大爷测量了空腹血糖，结果显示为 9.8mmol/L，显然血糖控制并不满意，便赶紧询问了张大爷的用药情况。张大爷目前使用的是短效糖尿病药格列喹酮，需要在早、中、晚进餐前 30 分钟服用。但是通过进一步的访谈，小辉发现张大爷在平时经常会出现某一顿餐前忘记服药的情况，而张大爷的应对措施也非常不科学，有时候在吃饭的时候想起来就立即补服药物，然后继续进餐，有时候吃完饭后想起来就即刻补服，有时候两餐之间想起来就干脆不吃了，而这些都是不正确的措施。小辉想起自己在半年前已经给张大爷详细地讲解了药物漏服后的补服措施，健康教育应该是到位了呀，而且后来几次随访中由于张大爷的血糖值是正常的，所以也没有进一步过问，可是张大爷现在却告知自己半年前教的时候确实记住了补服的措施，可是后来很快就忘记了。小辉继续向张大爷了解生活中的用药情况，发现张大爷竟然不是每天都坚持服药的，有时候张大爷觉得自己身体状态挺好的就干脆不吃药了。张大爷看到小辉一脸震惊的表情，满不在乎地说自己现在也没什么大毛病，没必要大惊小怪的，自己这么做还能省点钱。小辉觉得自己亟须对张大爷进行健康教育，帮助张大爷纠正错误的观念，便对张大爷说："您怎么能这么想呢，到底是钱重要还是命重要啊！您现在的想法是完全错误的，以后必须要按时服药知道没，要听医生的话。都这么大年纪了，千万别再自作主张了啊,不然后面血糖太高了,眼睛有可能会瞎掉的,脑梗心梗全都会来的。"张大爷一听,非常生气:"我这不是好好的,你干嘛要咒我,我偶尔少吃几顿也没感觉有什么不舒服的啊,你们一定就是想要卖药赚我的钱。"小辉心想自己明明是为张大爷好,他怎么突然就生气了呢。在尴尬的气氛下,小辉匆匆离开了,之后一个月时间也由于害怕见到张大爷而未继续登门拜访……

问题焦点

1. 为什么小辉没能成功帮助张大爷记住糖尿病药物漏服后的补服措施,其有哪些健康教育的改进策略可以使用?

2. 小辉在得知张大爷不是每天坚持服药后所采取的健康教育措施是否合理,有无更好的教育方式来指导张大爷?

3. 小辉给张大爷进行健康教育的方式及应对护患冲突的措施是否违反了护患之间应遵循的伦理原则?

理论导读

本案例涉及护理过程当中的健康教育,有小辉的教,也有张大爷的学。而学习是一种极为复杂的现象,人类在其一生中要学习许多不同的东西,而学习的结果往往差异巨大,而若能得到一个科学的理论进行指导,往往能获得事半功倍的效果。

心理学家们根据不同目的和标准对学习进行了分类,其中以美国著名的教育心理学家加涅的**学习目标分类理论**应用最为广泛。他根据学习结果将学习分为5类:**言语信息、智慧技能、认知策略、动作技能和态度**。

1. **言语技能** 指通过学习获得能用语言表达的知识,是回答世界"是什么"的知识。其中又分为三小类:①符号记忆,如人名、地名、外语单词,如知道 H_2O 代表水;②事实的知识,如知道"地球围绕太阳转";③有组织的整体知识,如牛顿三大运动定律。言语信息对学习者的能力要求主要是记忆。在护理的健康教育中应注意研究如何使病人获得一定数量的言语信息,以及如何牢固保持这些信息,防止遗忘。

2. **智慧技能** 指人们运用习得的概念和规则办事的能力,解决"怎么做"的问题。智慧技能又分为 5 种类型：①辨别，如指出湿冷疗法和干冷疗法的区别；②具体概念，如识别人体解剖学方位的内侧和外侧；③定义性概念，使用定义给"休克"分类；④规则，说明氧流量的氧浓度之间的换算关系；⑤高级规则，运用氧浓度和氧流量换算法，为某呼吸衰竭病人提供适宜的氧气吸入量。这 5 种类型存在一种层次发展关系，低一级技能是高一级技能的先决条件。

3. 认知策略 指运用一些学习、记忆、思维的规则来调节和控制人的认知行为和认知过程，并提高认知效率的能力，包括对自己的注意、学习、记忆和思维方式的选择和修正。如学习者采用了一种新的读书方法，提高了阅读效果。认知策略和智慧技能往往是同一学习过程的两个方面，学习者在学习智慧技能的同时，也形成了自己特有的认知策略。

4. 动作技能 指通过练习所习得的、按一定规则协调自己身体运动的能力。它的显著特征是只有经过长期不断地学习，才能日益精确和连贯；只有当学习者不仅能够完成某种规定的动作，而且这些动作已组成为一个连贯、精确，并在限定时间内完成的完整动作时，才可以说他已经获得这种技能。

5. 态度 指通过学习形成的影响个体对人、物或事等进行反应的心理倾向。态度是通过与外界的人、物、事相互作用的一系列结果习得的，而且往往是非计划地附带习得的。态度一般需要经过相当长时期才能逐步形成或改变。

点评分析

本案例问题焦点的前两个问题涉及慢性病病人健康教育的教育策略问题，而非解答健康教育的具体内容，所以应该使用教育学的理论和知识进行分析；第三个问题属于护患之间的伦理关系范畴，需要运用伦理学的理论与知识分析。

（一）教育学分析

为什么小辉没能成功帮助张大爷记住糖尿病药物漏服后的补服措施，其有哪些健康教育的改进策略可以使用？

根据加涅的学习分类理论，药物漏服后的补服措施主要涉及知识的记忆，属于"言语信息"范畴。要想解决本问题，需要了解一下言语信息学习的条件和言语信息的保持策略。

1. 言语信息学习的条件

（1）内部条件：①已有的有组织的知识：在学习新的言语信息时，学习者脑中必须具备一些早已习得的、以某种方式相互联系的信息，即认知结构图式。它可为新信息的学习提供联结点，使之较容易地被纳入学习者的认知结构中。②编码策略：信息编码一旦完成，其实质就是孤立的信息在学习者头脑中形成了有一定组织结构的网络形式的知识，其最重要功能是使习得的新信息容易记忆，容易提取，并可迁移到学习者以后所遇到的各种情境中。

（2）外部条件

1）提供有意义的情境：如利用先行组织者或在信息呈现前后引入问题，可将学习者的注意引入学习的信息类型上，并与学习者已有的知识相联系。

2）增加线索的区别性：言语信息的学习有时会被后来学习的其他新信息所干扰。因此在学习两组相似的学习材料时，应尽可能地提高可引起学习者回忆知识线索的区别性。

3）重复：言语信息项目的练习可构成对已习得和贮存的信息的复习，为学习者今后的提取提供清晰的线索。

根据案例的描述，不难发现张大爷言语信息学习的内部条件和外部条件均有所欠缺，导致张大爷未能成功记住糖尿病药物漏服后的补服措施。在内部条件方面，虽然案例中没有介绍张大爷是否之前就具备医学背景，但从其言语中可以推测其医学知识应该是比较薄弱的，所以其缺乏有组织的相关知识，难以为新信息的学习提供联结点，也难以构成恰当的信息编码，则药物补服知识不容易被记忆，后期出现漏服药物的情况自然也难以提取记忆信息，无法采取恰当的补服措施。在外部条件方面，小辉传授补服知识的时候仅采用了普通的言语讲解的方式，未能营造有意义的学习情境，当然在居家的环境中要想营造恰当的情境也存在一定的困难性。此外，小辉在后期的随访过程中也未检测张大爷是否真正掌握了补服知识，也没有帮助他进一步复习，未能让张大爷巩固知识。因此，在内外因素的影响下，小辉才没能成功帮助张大爷记住糖尿病药物漏服后的补服措施。

言语信息的成功记忆往往也离不开恰当的策略，不佳的教学策略也可能导致学习者记忆失败，因此，要想让张大爷记住补服知识，小辉需要改进自己的教学策略。下面我们就来了解一下言语信息的保持策略。

2. 言语信息的保持策略

（1）改进教学策略

1）明确识记目的和任务：有意识记的保持优于无意识记，而进行有意识记的前提条件是确定识记的目的、任务。目的与任务越明确、具体，学生越能将注意力集中于应识记的内容上，记忆效果也就越好。

2）复述要记忆的材料：复述是为了保持信息而对信息进行多次重复的过程。要达到提高记忆效率的目的，宜采用复述与结果检验相结合的方法，在复述的同时，做摘要、画线或其他符号注释，也有助于学习者思考信息的内容。

3）记学习笔记：笔记有助于指引学习者的注意，发现知识的内在联系和建立新旧知识的连接。

4）适量、有效地组织学习材料：在一般的情况下，学习材料的数量与保持的百分率成反比。所以学习材料的量应当适当，应在原有的知识较为巩固后，再引入新知识。从学习材料的意义性看，有意义材料比无意义材料容易记忆，保持也持久。因此教学者在教学时，应真正分析学习材料，从意义、结构上给予组织和加工。

5）促使学习者积极、独立地进行学习活动：研究表明，与机械记住答案的被试者相比，通过自己发现和习得的内容保持时间较长，且易迁移。

6）适当的过度学习：指达到掌握标准以后继续学习。过度学习的量应该是达到掌握标准学习量，再适当增加。量不足，不足以阻止遗忘，而太过量又可能引起厌烦情绪。

7）运用记忆术：指给本来无意义的材料人为地赋予某种意义或利用谐音等以帮助记忆的方法。这类方法在机械性程度较高的言语信息的学习中是很有效的。

（2）合理安排复习的策略

1）及时复习：学习后应及时复习，且复习时间应合理分布，一般初次复习时间多于以后的各次复习时间，两次复习时间间隔可逐渐延长。

2）循序复习：根据学习材料的内容及排序安排复习，但应注意两种相似的学习材料尽量不要安排在一起复习。

3）多样化复习：应根据复习材料的内在联系，采取归类、概括、编制提纲、列出图表等多种形式进行复习。**正确检查知识，促进学习者进行有意**

义的学习：通过测试来检查知识可以促进学习者进行有意义学习，包括加强有意义学习的心向和运用有意义学习的方法。**培养学习者良好的记忆品质**：包括识记的敏捷性、记忆的持久性、精确性及准备性。教学者应根据记忆规律，指导学习者运用科学的记忆方法，学会有效记忆；指导学习者养成对学习材料概括加工，使之系统化、概括化的良好习惯。

教育学意义上的言语信息保持策略多运用于课堂授课，因此，运用于护理的健康教育上应该根据病人的个体情况做出一定的取舍。在教学策略方面，小辉应该帮助张大爷明确当前所传授的知识是用于糖尿病漏服后的应对的，可以减少低血糖等并发症的发生。此外，小辉还应该让张大爷多次复述所学习的应对措施，从而增强记忆。若张大爷识字，小辉还可以帮助张大爷整理笔记，笔记应简明扼要、逻辑清晰、条理分明，图表形式尤佳，并将笔记与糖尿病药物放在一起，便于查阅。在安排复习和检查知识方面，小辉应该在每次随访时通过提问的方式来检测张大爷是否仍然记得之前所传授的各类重要的糖尿病相关知识，其中应该包括药物补服措施的知识。若张大爷出现了遗忘或者答错的情况，应该帮助其进行复习。即使张大爷仍然记得相关知识，也应该帮助其进一步强化，预防后期的遗忘。

小辉在得知张大爷不是每天坚持服药后所采取的健康教育措施是否合理，有无更好的教育方式来指导张大爷？

在本案例中，小辉在得知张大爷不是每天坚持服药后主要采用劝说的方式，以期能够改变张大爷的想法。但是其采用的只是一味地说教，没有太多的实质性内容，说服力不强，并且其说教的用语具有一定的侵犯性，容易让人产生不舒服的感受，所以其健康教育的措施并不够合理，理应采用更科学的方法来引导张大爷改变目前的错误想法。

从案例中可以很容易得出张大爷目前最主要的问题就是用药的依从性不高，不过这并不能说明张大爷对自己的健康就完全不重视，只是当前并未出现较严重的并发症而使其产生了轻视严格遵医嘱用药的态度。一个人的情感、态度往往会影响他的行为选择，因此，**护士应该充分重视病人"态度"的教育**，而本案例中小辉的健康教育也应该重点从改变张大爷的态度做起。要做好态度的教育，首先需要了解一下态度的构成成分和形成过程。

态度的构成成分：

①认知成分：指个体对态度对象所具有的带评价意义的观念和信念。这些观念和信念通过赞成或反对的方式表现出来，是由许多观点构成的认知

体系。

②情感成分：指伴随态度认知成分而产生的对态度对象喜爱或厌恶的情感体验，是态度的核心成分。

③行为倾向成分：指个体对态度对象试图表现出来的行为意向，即准备对态度对象做出某种反应。但行为倾向不等于行为本身，有行为倾向未必一定发生实际的行为。态度学习中容易出现个体口头表示的态度却不付诸行动的现象。

态度的形成过程：

①顺从：表现为表面上接受他人的意见或观点，在外显行为方面也与他人相一致，但在认知和情感上与他人并不一致。在这种情况下，个人态度的改变是由于外在压力造成的。

②认同：表现为在思想、情感上认为他人的意见是正确的，主动接受他人的影响，改变自己的态度，不受外在压力的影响。

③内化：表现为从内心深处相信和接受他人的观点，并将自己所认同的思想和自己原有的思想、信念及价值观融为一体，形成和谐、统一的价值体系。此时的态度已成为个体个性的一部分，具有稳定、持久、不易改变的特征。

张大爷当前的认知是：严格遵医嘱用药没有必要，即使偶尔不吃药身体也不会不舒服，少吃点药还能省钱。因此他对严格遵医嘱用药是抱有抗拒的情感态度，表现出来的行为就是不能坚持每天服药。虽然张大爷的三种态度成分是协调的，但是对于控制其疾病来说显然是一种不良的态度。从张大爷对待小辉健康教育的态度上来看，其对小辉宣教的内容甚至还未达到"顺从"这一态度，更加谈不上"认同"和"内化"了，因此小辉的健康教育显然是未达到效果的。小辉需要采取更科学的教育策略来改变张大爷的态度。下面我们来看一下态度教学有哪些策略可以使用。

态度的有效教学策略：

①条件反应法：该法是根据经典的条件反应和操作条件反应原理进行的。经典条件反应法是通过给予一些条件刺激，使被教育者逐渐形成教育者所需要的态度的方法。操作条件反应法是当被教育者做出某些态度的反应时，给予一定的刺激，以强化这种态度或消除这种态度，如奖励与惩罚。

②提供榜样法：通过模仿他人的行为而习得态度。在态度的教育中，应为被教育者提供可信的、有影响力的榜样。

③言语沟通法：即为用言语说服被教育者。言语沟通时要注意沟通的有效性，它受到沟通者、沟通过程和被沟通者三方面特点的影响。当教育者提出自己的观点后，被教育者没有相反的观点时，教育者可以只提供正面的观点和材料，以避免被教育者对反面材料感兴趣，干扰了积极态度的形成；而当被教育者本来就有反面观点时，就应该主动提出正反两方面的观点和材料，并用充分的论据证明反面观点和材料的错误，这会使被教育者感到教育者的态度是公正的，容易改变态度，并增强对错误观点的免疫力。

④角色模拟法：一方面使被教育者主动参与教学过程，另一方面可使被教育者获得特定角色心理需求及其满足的移情理解，从而形成或改变某种态度。

⑤隐蔽教学法：指通过发挥教育机构内良好的物质情境、文化情境和人际情境等的教育作用，使之对被教育者的态度、信念及行为产生积极的正向引导。

在社区慢性病健康教育中，除了角色模拟法较难实施外，其余四种策略均能够被应用。例如若张大爷的血糖值能一直控制在某一范围内，小辉可以给予一定的奖励，从而使张大爷形成主动控制血糖的条件反应；小辉可以将张大爷带领到本社区某一糖尿病控制较好的病人家中，加强糖尿病控制心得的交流，或者也可以带到某一出现糖尿病相关并发症的病人家中，交流血糖控制不佳的教训；小辉在使用言语沟通法时应该采用一定的沟通技巧，基于目前张大爷持有反面观念的情况下使用正反两面的材料来尽可能改变张大爷的态度；小辉还应该投入更多的精力营造整个社区追求健康的良好氛围，使张大爷对自己有更强的信任感，不过该方法需要有较长时间的建设过程。

（二）伦理学分析

小辉给张大爷进行健康教育的方式及应对护患冲突的措施是否违反了护患之间应遵循的伦理原则？

小辉给张大爷进行健康宣教是他的职责所在，但是他采用的是一种居高临下的说教式口吻，以不容辩驳的语气要求病人执行自己的建议，而没有把病人放在一个平等的地位上。**这显然违反了护理伦理的基本原则之一尊重原则。** 而小辉的现象在我们护理工作中其实很容易发生，尤其在病人依从性不高的情况下，护士有时会比较急躁，从而一味地向病人灌输相关的知识，批评病人的不当行为，希望病人完全按照自己所宣教的内容来执行，甚至还会向病人强调这是医生的要求或者用一些让人感到不舒适的语言进行恐吓。但是对于病人而言，得到医护人员的尊重是一个绝对的、无条件的道德权利。每位医护人员应把病人看作有血有肉、有思想、有感情的个体，尊重其独立、平等的人格与尊严，不允许有"重病不重人"的行为发生。

此外，当护患冲突出现时，小辉不仅没有反思自身行为的对错并采取措施缓和对立关系，反而采用了一味逃避的办法，这在一定意义上未能做到**社区护理中应遵循的伦理规范之一"任劳任怨、真诚奉献"**。社区护理工作具有效益周期长、见效慢的特点，常常会得到不到理解和支持，也有可能会遇到冷言冷语和不配合的情况。但是无论对方态度如何恶劣，护士都应该**热心服务、爱岗敬业，持之以恒**，不能因为小小的挫折就采取逃避的态度。另外，小辉在明知道张大爷目前存在较为严重的用药问题，却在遭遇挫折后随即不闻不问，消极应对，**显然又违反了另一护理伦理的基本原则——有利原则**。小辉在护患冲突出现后，仅仅考虑自身的感受，害怕见到张大爷，而未能考虑到自己的行为可能会造成张大爷后期出现低血糖等并发症，没能做到病人利益第一的观念，这在护理工作中是不可取的。

实务指导

健康教育在社区护理中是一种常见的护理方法，对于预防疾病、控制病情、减少并发症等有着显著的作用。健康教育的内容固然十分重要，但是教育方法的恰当与否，往往直接影响到教育的效果。在社区慢性病护理与管理中，健康知识的遗忘和用药依从性不高是常见的护理问题。我们主要应该从协助病人记忆和改变不良态度两方面开展工作。

1. 协助病人记忆健康知识　灌输式传授往往不利于以老年人居多的慢性病病人记忆知识点。而帮助病人明确所学知识的作用；给病人准备简明扼要、逻辑清晰、条理分明的学习材料；督促病人多次复述所要学习的材料；在恰当的时机检测病人的学习效果；合理安排复习策略等方法有助于提高病人记忆健康知识的效果。

2. 改变不良态度　此处的不良态度不仅涉及用药，还包括生活方式、相关并发症的预防和处理、病情监测以及其他治疗措施等。也就是病人的一切不利于其健康的态度均应该是我们进行干预的对象。而态度的教育方法常用的有融入奖惩措施的条件反应法；提供病情控制良好或不佳等现实案例的提供榜样法；灵活应用正反面材料的言语沟通法；营造整个社区良好健康氛围的隐蔽教学法等，社区护士需要根据病人具体的情况选用适宜的方法来给予慢性病管理对象积极的引导。

（陈　申）

案例四、突如其来的处罚

案例概况

一日，某社区卫生服务中心接到辖区内一所幼儿园的报告，有三名幼儿的手、足、口腔等部位出现了小疱疹，并且伴有口痛、发热等症状，经过医生的诊断，判断为手足口病。医院领导极为重视，指示护理部立即开展社区传染病防控工作。护理部主任即刻建立了传染病防控小组，自己任组长。不过近期院里将要组织年度工作总结，护理部主任正忙于整理材料，撰写报告，便让防控小组中的一名高年资护士小李带领其他组员全权开展相关工作。小李经过一段时间的准备工作后，将所有组员分成三组，分别前往三位患儿家中进行家庭访视。各小组向患儿家长了解病情后给予了相关注意事项的指导，并要求家长不可以在患儿疾病痊愈之前送患儿去幼儿园上学。之后小李又带领组员前往幼儿园了解现状，向幼儿园管理人员传授了各类物品消毒的方法，并到各个班级向小朋友们传授洗手的方法，告知大家有任何不舒服一定要向老师报告。之后的每天，小李都和幼儿园保持联系，耐心解答对方提出的问题，不过该幼儿园依然陆陆续续报告有幼儿被确诊了手足口病。所有幼儿的家长们十分紧张，纷纷前来咨询，而且有些家长得知手足口病有可能会导致死亡，非常担心自己的孩子会有危险，恐慌的情绪一下子蔓延开来。幼儿园不得不让所有孩子放假回家休息。虽然后来发病例数逐渐减少，但是护理部主任认为之前的疫情没有被控制在较小范围内，造成大家出现了恐慌情绪，是小李工作没有做到位，依然扣除了小李当月的部分奖金。小李感觉非常委屈，自己明明很尽心尽责地工作了，为什么还被扣奖金。

🔍 问题焦点

1. 如何评价小李在手足口病防控工作中的表现，是否存在工作的疏漏或失误？

2. 护理部主任让一位高年资护士小李全权负责传染病防控工作属于何种护理管理方式？对她的处罚是否合理？

3. 护理部主任评价小李的工作没有做到位，并给出了扣除部分奖金的惩罚措施，这体现了护理部主任在实施何种护理管理措施？她实施这种管理措施的过程中是否有不合理的地方？

4. 所有幼儿的家长目前都非常紧张，担心自己的孩子有生命危险，这体现了家长们出现了哪些心理学范畴的情绪反应？社区护士该如何应对？

理论导读

护理部主任在本案例中是一名重要的角色，其工作的合格与否将直接影响到护理团队能否具有较高的凝聚力以及护理工作可否成功顺利地开展。一名合格的领导者必须具备极高的素质和多方面的能力，才能成为组织的核心。**一名有效的领导者通常应该具备以下的特质：**

1. **高尚的品德** 高尚的品德是事业的根基，优秀的领导者需要做到以身作则、勇于担当、豁达宽容、诚实守信、谦逊谨慎、克己奉公、洁身自爱，堂堂正正做人、清清白白做官、踏踏实实做事。

2. **超凡的人格魅力** 领导者需要勤奋努力、积极进取；严于律己、身先士卒，努力做员工的榜样；虚心向同事和下属学习；尊重、关心每一名员工；面对压力保持稳定的情绪，外向、果断且精力充沛。

3. **高度的全局意识** 有效的领导者能够把握大势，放眼长远；决策时能够审时度势，纵观整体；不断确定奋斗目标并进行科学分解，实现目标；能预测事态发展，遇事冷静，时刻保持危机意识。

4. **有令则行的威望** 有效的领导者要保持政令通畅，命令下达则不妥协，有职权但不滥用职权，民主但不失原则。

5. **勇于担当的责任意识** 有效的领导者须有强烈的责任感，做事有始有终、踏实认真、注重细节，在压力和失败面前主动担责，并主动培养下属的责任感。

6. 追求卓越的创新意识 创新是组织保持旺盛生命力的基石。有效的领导者应当具有创新意识，面对问题和挑战积极探索，努力挖掘员工潜能，能够容忍失败，积极营造氛围，鼓励创新，保护创新，持续创新。

7. 高效的执行力 有效的领导者应该着眼于工作的落实上。工作一旦明确则立即执行，绝不拖延，并且保证执行的质量；努力培养员工的执行力，因人而异下达指令，确保员工落实。

8. 严密的制度意识 有效的领导者应明确组织制度的意义，重视制度的建设和执行，制订符合工作实际和人性化的管理制度，且适时进行制度创新；纪律严明，赏罚分明，制度面前人人平等；积极帮助、引导、培训下属自我约束、自我管理；完善组织内的制度文化。

9. 运用组织文化实施软性管理 有效的领导者应积极塑造良好的组织文化，宣传巩固组织文化的内涵，让组织文化激励人心、点燃激情。

点评分析

该案例的第一个问题涉及社区疾病控制与管理，应使用社区护理学的理论与知识进行分析，第二、三个问题涉及护理管理者对下属的管理工作，应该使用管理学的理论与知识进行分析，第四个问题需要分析心理情绪及其应对，需要运用心理学的理论与知识进行分析。

（一）社区护理学分析

如何评价小李在手足口病防控工作中的表现，是否存在工作的疏漏或失误？

要回答此问题，需要首先了解社区护士应承担哪些社区传染病防控工作，然后根据这些工作内容来评价小李是否存在工作疏漏或失误。

社区护士在传染病防控中的职责：

1. 开展健康教育，预防传染病的发生 加强社区传染病的护理管理，利用多种形式（宣传海报、知识讲座等），有计划地组织和开展预防传染病的宣传活动，让居民了解并掌握传染病的相应防治措施，提高自我防范意识与能力。督促社区内公共场所从业人员、餐饮服务人员和传染病痊愈者等，定期到相应卫生机构接受体检。在家庭访视或执行各种护理活动时，随时注意是否有引起传染病的危险因素，及时予以去除，如发现居民的不良卫生习惯，提出改进建议，预防消化道传染病的发生和传播。

2. 督促疫苗的预防接种　社区护士需熟知社区内传染病的易感人群，督促家长及时为需要实施计划免疫的适龄儿童接种疫苗，建议年老体弱等重点人群在传染病流行期间接种疫苗，进行人工免疫，有效降低人群易感性。

3. 加强传染病病情监测，早期发现，并开展流行病学调查　社区护士配合卫生防疫工作者对本社区开展针对传染病的护理评估，及时发现疫情并进行持续监控，掌握社区传染病动态，分析历年社区传染病的发生、发展情况。

4. 进行家庭访视，有效管理传染病病人　社区护士应于接到疫情报告的 24 小时内进行首次家庭访视，调查该传染病是何时、何地发生及如何传播的，从蔓延情况判断疫情的性质；了解病人病情的发展或痊愈情况。观察接触者的健康状况及病人周围的继发情况，并对继发病人进行立案管理。重点帮助病人及家属了解疾病的传播途径、预防方法，教会病人及家属有效的、适合家庭的防治措施，促使其认真落实。指导病人疗养，督促其正确遵医嘱服药，注意观察药物的作用及不良反应。

5. 及时进行传染病的疫情报告　我国法定传染病报告的病种分为甲、乙、丙 3 类，**甲类**传染病包括鼠疫和霍乱；**乙类**传染病包括传染性非典型肺炎、艾滋病、病毒性肝炎、脊髓灰质炎、人感染高致病性禽流感、麻疹、流行性出血热、狂犬病、流行性乙型脑炎、登革热、炭疽、细菌性和阿米巴痢疾、肺结核、伤寒和副伤寒、流行性脑脊髓膜炎、百日咳、白喉、新生儿破伤风、猩红热、布鲁菌病、淋病、梅毒、钩端螺旋体病、血吸虫病、疟疾、甲型 H1N1 流感、新型冠状病毒感染的肺炎；**丙类**传染病包括手足口病、流行性感冒、流行性腮腺炎、风疹、急性出血性结膜炎、麻风病、流行性和地方性斑疹伤寒、黑热病、棘球蚴病、丝虫病、除霍乱、细菌性和阿米巴痢疾、伤寒和副伤寒以外的感染性腹泻病。其中甲类传染病属于强制管理传染病，发现甲类和乙类中的肺炭疽、传染性非典型肺炎、脊髓灰质炎、人感染高致病性禽流感、新型冠状病毒感染的肺炎病人或疑似病人，或发现其他传染病和不明原因疾病暴发时，应于 2 小时内用传染病报告卡通过网络上报，未实行网络直报的责任报告单位应于 2 小时内以最快的通信方式向当地县级疾病预防控制机构报告，并于 2 小时内寄送出传染病报告卡。对其他乙、丙类传染病病人，疑似病人和规定报告的传染病原携带者，在诊断后，应于 24 小时内进行网络报告，未实行网络直报的责任报告单位应于 24 小时内寄送出传染病报告卡。

对照本案例中小李所做的工作，可以发现其在 24 小时内探视了患儿，了解了病情，并且给患儿家长做了恰当的健康教育，较好地完成了家庭访视这项工作。此外，小李还去幼儿园了解了现状并给予了相应指导，之后几天也一直和幼儿园保持联系，因此病情监测的工作也相对到位。但在本案例中，小李存在一些工作不到位的地方。例如在疫情稍有加重的时候，许多家长前来医院咨询手足口病的相关知识，显然大家平时没有接受过该疾病的宣传教育，说明社区医院平时未能做好重点传染病的防治教育工作，而小李作为社区医院的一名高年资工作人员，也应当负有部分责任。另外，根据案例的描述，可以发现小李从始至终均未做好传染病疫情的报告工作，手足口病作为丙类传染病，理应在 24 小时内进行网络报告，若未实行网络直报则应于 24 小时内寄送出传染病报告卡。

（二）管理学分析

护理部主任让一位高年资护士小李全权负责传染病防控工作属于何种护理管理方式？对她的处罚是否合理？

护理部主任的做法主要采用了"授权"的领导方式。"授权"指在不影响个人原来工作责任的情形下，将某些特定的任务改派给另一个人，并给予执行过程中所需要的权利。

要想判断护理部主任对小李的处罚是否合理，则应该具体了解"授权"的原则。

授权的原则：

1. **明确目标**　授权者需要向被授权者阐明所授任务需要达到的目标，使被授权者能够在清晰的目标指引下开展工作。

2. **合理授权**　管理者要根据工作任务的性质、难度，兼顾下属的工作能力等条件，选择适当的任务进行授权，即选定合适的任务给合适的人。

3. **以信为重**　管理者授权是否有效，很大程度上取决于对下属的信任程度。要充分信任下属，放手让下属工作，避免想授权又不敢授权，授权后又干涉下属行使权力，授权后又回收等，这些都是不信任的表现。

4. **量力授权**　管理者向下属授权，应当依自己的权利范围和下属的能力而定。既不能超越自己的权利范围，又不能负荷过重或授权不足，更不能越级授权。

5. 带责授权 管理者授权并非卸责，将权利下授，并不能减轻管理者的责任。同时，也必须明确被授权者的责任，让其明确责任、目标、权利范围，即明白自己对哪些资源具有多大程度的管辖权和使用权，需要达到什么目标及自己的责任大小，要做到权责对等。

6. 授中有控 管理者授权不是完全放权，授权之后，必须进行控制。授权者必须能够有效地对被授权者实施指导、检查和监督，真正做到权力能放、能控、能收。

7. 宽容失败 管理者应当宽容下属的失败，不过分追究下属的责任，并同下属共同承担责任，分析原因，总结教训。需要注意的是，宽容不是迁就，不能不讲原则，降低工作标准。

根据社区传染病预防与控制的工作标准，我们可以明确小李绝大部分工作都是完成得比较出色的，但是也确实存在一定的疏漏之处，例如没有按照传染病报告程序及时将疫情上报等，护理部主任对其做出一定的处罚本身也无可厚非。但是，根据案例的描述，护理部主任将家长们的恐慌，疫情的轻度扩散等责任均推给了小李，显然并不符合授权的原则。护理部主任作为授权者依然是手足口病防控工作的主要负责人，理应做到带责授权、授中有控，而不是完全不去指导、监督小李的工作，反而直到工作出现失误再去追究下属的责任，这将极大地打击下属工作的积极性，无法让下属没有后顾之忧地去开展未来的工作。此外，授权管理中也应该充满人文关怀，做到宽容失败。手足口病本身即有 2～10 天的潜伏期，短时间内陆续出现确诊病例并不能完全作为小李工作不到位的证据。护理部主任应该与小李一起分析疫情扩散的原因，而不是不分青红皂白地直接对下属进行处罚。

护理部主任评价小李的工作没有做到位，并给出了扣除部分奖金的惩罚措施，这体现了护理部主任在实施何种护理管理措施？她实施这种管理措施的过程中是否有不合理的地方？

护理部主任所实施的措施实际为对下属的工作效果进行考察评价，属于绩效评价的过程，所以护理部主任是在实行"**护理绩效管理**"。绩效指在一定时期内，特定主体的工作行为、方式、结果及其产生的客观影响。绩效管理指管理者与被管理者为了达到组织目标共同参与的绩效计划制订、绩效考核评价、绩效结果应用、绩效目标提升的持续循环过程。

要想评价护理部主任在实施护理绩效管理的过程中是否有不合理的地方，则需要了解一下护理绩效管理的流程有哪些？

完整的绩效管理系统是由绩效计划、绩效实施、绩效评价、绩效反馈、绩效改进和绩效结果应用6个环节组成的。

（1）**绩效计划**：制订绩效目标是绩效计划中最重要的内容。一方面，绩效目标要切实可行，尽可能量化，以便进行考评和反馈；另一方面，为增加护士对履行目标的承诺度，必须使护士能够有机会参与到确定绩效目标的过程中。

绩效计划还包括绩效考核指标的制订。绩效考核指标一般包括两类基本内容：一是明确被评价者应该做什么，这类指标包括工作职责、工作的质与量以及相关的指标等；二是明确被评价者做到什么程度，相应指标有具体的工作要求和工作表现标准描述。

（2）**绩效实施**：绩效实施有两个重要的工作内容。一是持续的绩效沟通；二是随时记录工作表现。绩效管理的目的是提高护士的工作绩效，因此绩效管理过程就是护理管理者与护士持续不断的交流过程，通过充分坦诚的沟通，指出护士的优点和缺点，并不断给予指导，帮助护士更好地提高工作绩效。

（3）**绩效评价**：是整个绩效管理系统中的关键环节，指按照绩效计划中确定的绩效目标和考核标准，通过一定的考评办法和工具，考察护士实际工作绩效的过程。该部分是整个绩效管理系统中技术含量最高、操作难度最大的一部分，包括工作结果的评价和工作行为评价两方面。**在进行绩效评价时应注意以下问题**：①客观公正：要有明确的考核标准，认真严肃的考核态度，严格的考核制度，科学而严格的程序及方法等。②考评内容基于本职工作。③考评的实施必须由被考核者的直接上级进行。④结果公开。

（4）**绩效反馈**：指在绩效周期结束时让医院和护理部门了解护士整体的绩效水平，让被考核护士了解自己的工作情况，促进管理者与护士一起分析工作中存在的不足以及确定改进措施。绩效反馈既强调护士工作表现中的积极方面，也看护士在工作中需要改进的方面。绩效反馈有多种途径，其中最直接、最有效的是直接上级和下级之间就下级的绩效评估结果进行面谈。

（5）**绩效改进**：在绩效评价和反馈后，针对存在的问题，制订绩效改善计划和方案，提高护士的行为、能力和素质，持续改进护理绩效。绩效改进需要管理者和护士对绩效评价达成一致性看法，共同分析绩效评价结果，定制培训和辅导方案，协商下一绩效周期的目标和标准。

（6）**绩效结果应用**：绩效管理是否成功，关键在于绩效结果如何应用。如运用不合理，那么绩效评价对员工绩效改进和能力提升的激励作用就得不到充分体现。在绩效管理中，必须要把绩效评价与护理人力资源管理的其他环节有机衔接，将评价结果用于薪酬分配、职务调整、培训与开发等。

从以上绩效管理的内容来看，护理部主任评价小李的工作没有做到位体现了"绩效评价"，扣除小李当月部分奖金体现了"绩效结果应用"。不过，在本案例中，护理部主任在其他环节中所起的作用相对局限，也就是说护理部主任在进行绩效管理时仅注重结果，而未关注过程，其领导工作是存在一定缺陷的，这也是小李在受到扣除奖金的处罚时感到委屈的主要原因。分各个环节来看，第一个环节是绩效计划。尽管社区卫生服务中心有着控制手足口病流行这一大目标，但是这一计划的完成是需要多部门多学科合作才能达成的，而将这一庞大的职责推到一名普通护士身上显然并不合适。因此护理部主任应该与负责此项工作的各位护士共同制订具体而细化的护理目标和考核指标，从而为后续的工作提供努力的方向和评价的标准。不过从案例中可以发现护理部主任这方面的工作是缺失的。第二个环节是绩效实施。小李在开展工作时，护理部主任让其全权负责，自己则忙于年度工作总结报告，也就是说她并没有跟进小李的工作，这不仅无法给小李给予指导，纠正错误，而且也无法给后续的绩效评价留下充分的依据。第三个环节是绩效评价。由于在第一个环节没有制订评价标准，第二个环节没有持续沟通和记录工作表现，所以此时护理部主任做出的评价会显得不够客观公正，不能让下属心服口服。第四和第五个环节是绩效反馈和绩效改进，从案例描述中，我们尚未看到护理部主任和小李一起沟通现有工作的不足和未来的改进方法，而只是过渡到了第六个环节绩效结果应用，将评价结果应用于薪酬的分配。

综上所述，我们可以发现护理绩效管理的六个环节是缺一不可的，缺少任何一个环节，均容易使领导者的评价结果丧失信服力，引发下属的不满，造成绩效管理的失败。

（三）心理学分析

所有幼儿的家长目前都非常紧张，担心自己的孩子有生命危险，这体现了家长们出现了哪些心理学范畴的情绪反应？社区护士该如何应对？

根据案例中家长的行为表现，我们可以较容易判断出家长们主要出现了"**焦虑**"和"**恐惧**"的情绪反应。焦虑是个体预期将要发生危险或不良后果时所表现出的紧张、恐惧和担心等情绪状态。恐惧是一种企图摆脱已经明确有特定危险的，可能对生命造成威胁或伤害情境时的情绪状态。目前，患儿的家长担心手足口病可能给自己孩子带来不良后果，未患病幼儿的家长担心自己的孩子被传染上手足口病，因此会出现焦虑的情绪。而一些家长从一些渠道获知之前出现过手足口病患儿死亡的现象，所以也会对该疾病产生恐惧的感受。

　　社区护士在面对这种情形，则既要尽心尽力地给患儿提供护理，对社区的疫情进行管理，也还要给家长们提供一定的心理健康教育。下面我们就来了解一下心理健康教育的方法。主要包括心理健康教育的操作步骤和心理健康教育的常见形式。

　　心理健康教育的操作步骤： 在进行心理健康教育时，首先，应该分析教育对象当前存在或潜在的心理健康问题，找出困扰教育对象的核心心理症状；其次，与教育对象一起协商心理健康教育方式，选择其能够接受、愿意参加、乐于融入的形式；最后，在精心准备下，安排好场地、参与人员后实施，并评估效果。

　　心理健康教育的常见形式： 包括知识宣教、理论讲授、心理电影赏析、团体辅导活动、心理剧角色扮演、案例分析讨论等。具体实施时可根据人数、主题、主要目的、教育对象的文化程度、现实条件等进行灵活安排。实施过程中，知识宣教、理论讲授、心理电影赏析和团体辅导活动相对易于控制，而心理剧角色扮演和案例分析讨论则对实施教育的护士有更高要求。

　　在本案例中，家长们出现焦虑和恐惧情绪主要是由于缺乏相关知识，因极个别死亡案例而高估疾病危险性等。因此，社区护士应主要通过知识宣教的方式，使家长们了解手足口病从而缓解对该疾病的过分担心，并学习预防措施来增强家长们对抗疾病的信心。此外，幼儿的家长既有父母这样年轻的群体，也有祖父母这样较为年长的群体，所以社区护士应该根据个体特征采取对应的措施，包括印制宣传手册，制作宣传视频，张贴宣传海报，开设大型课堂，一对一当面讲解，推送公众号消息等。

实务指导

　　护理部主任作为一名管理者，除了应该选择恰当的护理管理手段来开展日常工作，还应该规范、科学、合理、有效地去执行，才有可能收到事半功倍的效果，不然就会产生像本案例中下属委屈不满的现象。本案例主要涉及的管理手段有以下两项：

1. **授权管理**　授权管理有助于将护理管理者从某些事务中解脱出来，专心解决其他事务，并且也有助于培养后备管理人员。但是管理者在进行授权时也应该注意做到：职、权、责、利规范化和制度化；充分调动下属的积极性，发挥人才优势；保持沟通渠道通畅，及时监督、指导、接受下属反馈；积极承担责任，解除下属后顾之忧等。

2. **绩效管理**　绩效管理不应该仅仅以奖励或惩罚下属作为目的，其本质的作用应该是通过员工的积极参与和上下级之间的双向沟通来提升个人、部门和组织的绩效。因此，护理管理者应该综合开展绩效计划、实施、评价、反馈、改进和结果应用这六大流程来帮助自己实现及时发现部门绩效现状及存在的问题，进行人事管理决策，激励和惩处员工，营造良好的护理工作氛围，规范护士执业行为等功能。

（陈　申）

案例五、大地震后的生命拯救

案例概况

2018年5月12日14时28分04秒，某县发生里氏8.0级地震。当地医院及民房也大部分垮塌，县城交通和通信中断，公共设施无法运行，停电、缺水、食品、药品不足。由于路面毁损严重，原本二十分钟的路程，某医疗队用了近两个半小时到达现场实施医疗救援任务。地震现场伤员数量巨大，面对到处是呼救呻吟的伤员加上伤员伤情复杂，轻重伤混杂，场面极为混乱。首批伤员尚未处理完毕，第二、第三批又已经到达，等待处置。在实施救治过程中，医疗队经常受到来自伤员自身、伤员家属等方面的干扰，无法按伤情轻重顺序救治，部分重伤员因此失去了最佳救治期。为提高伤员救治和通过速度，医疗队向同时到来的武警求助。由武警维持秩序，指挥车辆人员来往，防止伤员及家属擅自进入临时救援点内，组织他们集中在指定的地点等待医生检伤。

某医疗队于5月15日晚在当地小学校发现一名年仅10岁男孩的左腿被

压在巨大的楼板下，已缺血坏死，在他身后还有 3 名小学生被困在废墟中，只有对其实施截肢才有可能挽救他们的生命，无法联系他们的亲人，医疗队员凭借"善意的谎言"才说服男孩并实施了麻醉和左下肢截肢术，并在上级救援队的帮助下成功解救出这 4 名小学生。

问题焦点

1. 在地震救援时，该医疗队实施的检伤分类是否违反了公正原则？
2. 医护人员为 10 岁男孩进行紧急截肢手术是否违反了尊重原则？
3. 医护人员为 10 岁男孩施行截肢手术，是否侵犯了伤者及家属权利？

理论导读

在灾害救助的过程中，应该坚持以下四个基本伦理原则：以人为本的原则、团结互助的原则、公平正义的原则和集体主义的原则。

灾害救助的目的就是要尽可能地减少灾害给人带来的物质和精神损失，尤其是保护人的生命安全。以人为本是基础，一切救灾活动都要首先以保证人民群众的生命为出发点。"一方有难，八方支援"，纵观中华民族五千年的文明史，每一次对灾害的战胜、对困难的克服无不凝聚着全国人民的共同力量，团结互助是中华民族五千年生生不息、不断发展壮大的精神动力。灾害救助中的公平正义原则主要是指在灾害的管理中，坚持人与人的权利与义务的平等，同时维护人类社会的共同利益。公平与正义原则应该体现在防灾措施的采取，救助中的机会公平和物资分配公平、灾后重建的措施等各个方面。我国是一个社会主义国家，集体主义原则是社会主义道德的基本原则，是我们在处理涉及公共利益问题时所必须遵循的一条基本原则。灾害救助是一项个人、社会、政府都有所参与的维护公共利益的道德行为活动，因此，集体主义原则理应成为灾害救助的一项基本原则。

点评分析

本案例问题焦点的前两个问题涉及灾害护理的伦理原则等，需要运用伦理学理论与知识进行分析，第三个问题涉及紧急救治的相关法律法规，需要运用法律的理论与知识分析。

（一）伦理学分析

在地震救援时，医护人员实施的检伤分类是否违反了公正原则？

重大自然灾害应急医疗救援中，由于事件发生突然、伤亡人员数量大、医疗救治任务重、应急处置时间紧等原因，日常医疗行为中的伦理原则与应急医疗救援中的伦理关系表现出一定程度的冲突和矛盾。**本案例主要体现在人人享有平等的医疗权与灾害救援中检伤分类的矛盾、知情同意与紧急救治的冲突。**

灾害救援工作任务艰巨，但救援资源缺乏是贯穿整个灾害救援活动的主要问题。面对大量的伤员，救援者第一时间对所有的伤员同时进行救治难度很大。哪些伤员应先救治，哪些伤员可以延后救治？如何快速、有效地开展救援工作是摆在救援者面前首先要解决的问题，而人人享有平等医疗权的伦理观在此时也需进行调整。哈尔佩恩（Halpern）和拉金（Larkin）提出，灾害时医疗资源应该是合理的分配而不仅仅是平等分配，每个受害人根据不同需要接受治疗。检伤分类是在紧急医疗救援中，所采取的对现场大批伤病员进行分类救治和转移，从而实现灾害救援资源优化利用的措施。由于检伤分类对有限医疗资源进行了非均等的分配，即重伤员在第一时间得到优先救治，轻伤员可延期处理，似乎有违公平原则。为追求群体救治结果效益的最大化，是否应该牺牲个体公平获取医疗资源的权益，这一问题引发检伤分类的伦理学争议。事实上，由于灾害的影响通常是大规模的群体，而非临床护理实践中的个体。而灾害救援本质上是维护公众利益为导向的社会行为，最大程度维护社会公共利益是灾害救援主要的价值导向。因此，在紧急医疗救援中强调公共整体利益成为有合理的伦理基础。此外，**检伤分类并没有从根本上否定受伤个体的受救治权利**，轻伤伤员依然可以得到医疗救治，延迟处理也没有威胁到轻伤伤员的生命。因此，以群体效益最大化为基础的检伤分类目前成为国际和国内灾害救援通行的办法。需要注意的是，检伤分类只是在有限医疗救治资源下采取的应急措施。在医疗救治资源得到充足补给和保障的情况下，检伤分类的伦理基础即不再适用，灾害护理人员需要重新考虑公平性问题。因此，建议在开展灾害救援前，对检伤分类的启动和终止条件、参与检伤分类人员等问题进行明确的规定，以减少在具体灾害护理实践中的伦理争议。**本案例中**由于地震造成人员伤亡巨大，医疗资源相对有限，通过检伤分类科学有序地开展救援，可使各类伤员得到及时有效的救治。

医护人员为 10 岁男孩进行紧急截肢手术是否违反了尊重原则？

紧急情况是指病人的疾病或病情存在迫在眉睫的重大风险，来不及告知病人或其家属相关信息并征求其意见，如不立即采取相应抢救措施将危及病人生命或对其身体健康造成重大不利后果。医疗机构和医护人员在处理紧急情况时，应该遵循有利原则、不伤害原则、公正原则、尊重原则，以保证病人的生命健康为首要任务，这样才能促进紧急情况下医疗急救措施的及时实施，同时使得其更符合伦理学要求。但是现代医学伦理的各种原则均是从病人个人价值取向的角度对医务人员的医疗行为提出要求。从病人的角度提出的伦理原则，作为处理灾害救援时的医学伦理关系最终指导原则，会给医护人员带来一定的伦理压力。重大自然灾害应急医疗救援中，建立更加科学合理的伦理关系，需从医务人员、资源利用方面寻求对策。在对自主原则、有利原则和不伤害原则进行评价时，要把医务人员的认识和判断作为评价是否有利、是否造成伤害的依据之一，并与伤者本人的主观评价相结合。**本案例中医护人员在对其进行救治之前无法联系其亲属，严格按照知情同意的要求充分尊重病人及家属的自主权利实属困难。**此时小男孩的伤情较重，自主选择空间极度缩小，医护人员在未充分履行知情告知手续的情况下，实施坚决果断、务实高效的紧急截肢措施。在这种情况下，虽然忽略了伤员的自主选择权和自主愿望，但医护人员的自主权和特殊干涉权相对得到强化。在灾害救援中，因涉及伤员分类和救治顺序问题，还需要以合适的方式告知伤员医疗资源的总体情况，从而让伤员更好的理解和支持医生的决定。为 10 岁男孩实施截肢手术给个体带来了较大的伤害，但就整体受灾民众而言，这种伤害是为了节约有限资源，争取更多时间，挽救更多伤员的生命。

（二）法学分析

医护人员为 10 岁男孩施行截肢手术，是否侵犯了伤者及家属权利？

生命健康权是公民最基本、最重要的一项人格权，它具有最神圣、最崇高、最广泛的尊重和法律保护，是衍生其他权利和绝大部分法律的根源。我国现有的法规，均认为在遇到紧急情况时，应当以保证病人的生命健康为首要任务。紧急救治规则是为了保障病人生命权、健康权，法律针对紧急救治情形下，医疗机构虽不能取得病人或其近亲属意见，但也可立刻实施救治措施所做出的一系列规定。《医疗机构管理条例》最早对紧急情况下无法取得病人意见又无家属或者关系人在场时的紧急救治措施进行规定。随后，《执业医师法》第二十四条也强调医师紧急救治病人的义务。《中华人民共和国侵权责任法》在此基础上，对病人知情同意权以及紧急救治情形做出具体规定，其中第五十五条规定，可由病人近亲属替代病人行使知情同情权；第五十六条规定，紧急救治情形下无法取得病人近亲属的意见时，经医疗机构负责人或者授权的负责人批准，可以立即实施救治；第六十条第二款规定，医务人员在抢救生命垂危病人等紧急情况下已经尽到合理诊疗义务的可以作为免责事由。紧急医疗救治，是紧急避险抗辩事由在医疗损害责任案件中的适用。根据《中华人民共和国侵权责任法》的规定和紧急避险论，医疗行为构成紧急医疗救治须符合下列条件：病人存在生命危险紧急情况；紧急医疗措施应当限于当时别无选择、迫不得已；医方必须履行了及时、全面和必要的紧急救治义务，对损害的发生没有重大过失；对病人的损害应当控制在最小限度内。本案例中 10 岁男孩由于被困时间较长，肢体已经缺血坏死，生命安全受到威胁。救援人员迫不得已为其实行截肢手术可以最大程度挽救其生命。

实务指导

突发公共事件是公共卫生、急救医学和急救护理学的特殊领域，在突发公共卫生事件的应急护理中，护士应遵循以下伦理要求：

1. **救死扶伤　甘于奉献**　在突发公共卫生事件应对中，护士往往身处危险和艰苦的工作和生活环境，有时甚至威胁到自身的生命安全。这就要求护士应具有高度的责任心和自我牺牲精神，始终把病人和广大人民群众的生命安危和健康利益放在首位。在抢救现场，每个护士要勇于克服困难，充分发挥自己的专业技能和聪明才智，最大限度地挽救和护理病人。

2. **大局为重　先公后私**　在突发公共卫生事件中，为维护多数人的生命健康和公共安全，可能会触及病人的个人利益，护士应进行劝导，稳定病人的情绪。在突发公共卫生事件的护理中，个人的基本权利应该得到尊重和保护，采取有利于其及早治愈和恢复、促进身体健康的得力方案。

3. **沉着应对　科学处置**　在突发公共卫生事件时，一般会在短时间内出现大量病人，要求护士要临危不乱、头脑机警、动作敏捷，采取科学的工作方法及时处理各种突发事件。

4. **密切配合　团结协作**　突发公共卫生事件的应对处理是一项复杂的

社会工程，需要各部门的相互支持、协调和共同处理。在突发公共卫生事件的应急护理中，护士应本着对病人负责、对公众负责、对社会负责的态度，与各部门及其他专业人员团结协作，密切配合。

（刘　萌）

第三节　学习与思考

案例一、一同离开的孙奶奶

案例概况

吴大爷，79 岁，2 个月前在市第一医院被诊断为肺癌晚期，因伴全身多发转移，医生预测生存约 3 个月余，在经过吴大爷的老伴孙奶奶知情同意后，于 1 周前转诊至某社区卫生服务中心的特色家庭病床接受安宁照护。社区护士小王与全科医生小张、社区志愿者凤梅对吴大爷进行了连续照顾性家访。张医生在查看吴大爷的病情后，发现吴大爷有明显的憋气，于是决定使用盐酸吗啡注射液缓解吴大爷的呼吸困难。在王护士和张医生、社区志愿者凤梅下一个周期再次上门对吴大爷进行访视时，得知吴大爷已于 2 天前去世。

1 个月后，孙奶奶的儿子以该社区卫生服务中心使用的某制药集团生产的盐酸吗啡注射液说明书的"适应证"中，没有"缓解呼吸困难"从而导致吴大爷死亡为由，将该社区卫生服务中心诉至法院。第三方法医临床学鉴定机构认定该社区卫生服务中心"超说明书用药"而负有轻微责任，法院采纳了鉴定机构的责任认定。社区卫生服务中心不认同鉴定机构"医方有轻微责任"的认定，提起了重新鉴定的请求。为理清事实，法院组织市内多家机构的专家组成了论证小组进行论证。法院最终判决：之前的鉴定意见书缺乏相关依据，法院对该鉴定意见不予采信。驳回原告要求社区卫生服务中心承担相应赔偿责任的全部诉讼请求。在吴大爷去世一周年的日子，孙奶奶选择自杀的方式离开了人世。

问题焦点

1. 张医生使用盐酸吗啡注射液缓解吴大爷的呼吸困难，这一"超说明书用药"是否违法？
2. 孙奶奶选择自杀的方式离开人世对社区临终关怀工作有哪些提示？

案例二、幼儿园的一场风波

案例概况

患儿，男，三岁三个月，就读于某幼儿园小班。据幼儿园老师反映该儿童午饭拒绝进食，下午开始出现哭闹现象。放学后在其母亲陪同下到社区卫生服务中心就诊。社区全科医师王某接诊，查体发现患儿体温37.5℃并伴有口腔疱疹。虽然怀疑该患儿病情与手足口病有些相似，但是由于临近下班时间未做进一步检查便匆匆为其开具退热药后离开。

次日，患儿反复发热，手、足、臀部、腿部出现疱疹，到上级医院就诊，被诊断为"手足口病"。在随后的两日，该医院先后发现3例手足口病患儿且均为同一幼儿园儿童，立即向市疾控中心汇报。疾控中心组织流调人员立即赶赴医院进行了现场流行病学调查，根据现场调查、流行病学调查和临床诊断，将该疫情定性为手足口病聚集性疫情。

问题焦点

1. 本案例中的社区医护人员违背了哪些伦理原则及规范？
2. 请对案例中社区医护人员的行为做出法律分析？

（李现文）

参考文献

1. 陈长香，侯淑肖．社区护理学．北京：北京大学医学出版社，2015．
2. 方朝晖．糖尿病社区健康教育与管理．北京：科学出版社，2013．
3. 胡艳宁．护理管理学．北京：人民卫生出版社，2016．
4. 黄建萍．临床护理礼仪．北京：人民军医出版社，2012．
5. 陈秋云．护理伦理与法规．北京：中国医药科技出版社，2015．
6. 陈鳃．医学伦理学．2版．南京：江苏凤凰科学技术出版社，2018．
7. 姜安丽，段志光．护理教育学．北京：人民卫生出版社，2017．
8. 姜柏生．医事法学．5版．南京：东南大学出版社，2017．
9. 姜小鹰．护理伦理学．北京：人民卫生出版社，2012．
10. 姜小鹰，刘俊荣．护理伦理学．北京：人民卫生出版社，2017．
11. 姜小鹰，吴欣娟．护理管理案例精粹．北京：人民卫生出版社，2018．
12. 李春玉，姜丽萍．社区护理学．北京：人民卫生出版社，2017．
13. 李惠玲．护理人文关怀．北京：北京大学医学出版社，2015．
14. 李继平，吴欣娟，王艳梅．护理管理学．北京：人民卫生出版社，2017．
15. 李宇阳．卫生法学案例与实训教程．杭州：浙江大学出版社，2017．
16. 李志强．护理伦理与卫生法律法规．北京：人民卫生出版社，2014．
17. 林梅，田丽，王莹编．新入职护士培训系列丛书内科常见疾病护理常规．北京：人民卫生出版社，2018．
18. 李宇阳．卫生法学案例与实训教程．杭州：浙江大学出版社，2017．
19. 李志强．护理伦理与卫生法律法规．北京：人民卫生出版社，2014．
20. 林梅，田丽，王莹．新入职护士培训系列丛书内科常见疾病护理常规．北京：人民卫生出版社，2018．
21. 刘晓虹，李小妹．心理护理理论与实践．2版．北京：人民卫生出版社，2018．
22. 刘义兰．护理法律与病人安全．北京：人民卫生出版社，2009．
23. 刘华平，李红．护理管理者案例精粹．北京：人民卫生出版社，2018．
24. 全国人大常委会法制工作委员会行政法室．中华人民共和国精神卫生法（解读）．北京：中国法制出版社，2012.

25. 祁凡骅，刘颖.领导学.北京：中国人民大学出版社，2014.
26. 史瑞芬，刘义兰.护士人文修养.北京：人民卫生出版社，2017.
27. 王江红，曹建琴.大学生心理健康.北京：人民卫生出版社，2016.
28. 王锦帆等.医患沟通学.北京：人民卫生出版社，2012.
29. 吴欣娟，王艳梅.护理管理学.北京：人民卫生出版社，2017.
30. 谢红，刘彦慧.护理管理学.北京：北京大学医学出版社，2016.
31. 许翠萍.人文护理-礼仪与规范.北京：人民卫生出版社，2017.
32. 徐桂莲，高玉萍.护理伦理与法规.武汉：华中科技大学出版社，2016.
33. 刘义兰，胡德英，杨春.护理人文关怀理论与实践.北京：北京大学医学出版社，2017.
34. 杨艳杰，曹枫林.护理心理学.4版.北京：人民卫生出版社，2017.
35. 姚树桥，杨彦春.医学心理学.北京：人民卫生出版社，2013.
36. 殷磊.护理学基础.北京：人民卫生出版社，2002.
37. 张伯华.心理咨询与治疗基本技能训练.北京：人民卫生出版社，2011.
38. 张华.课程与教学论.上海：上海教育出版社，2000.
39. 张英.医院人力资源管理.北京：清华大学出版社，2017.
40. 中国就业培训技术指导中心.职业道德国家职业资格培训教程.北京：中央广播电视大学出版社，2007.
41. 钟清玲，蒋晓莲.灾害护理学.北京：人民卫生出版社，2016.
42. 杨明全，朱小蔓编.世界著名教育思想家：泰勒.北京：北京师范大学出版社，2012.
43. 宋岳涛，刘运湖.临终关怀与舒缓治疗.北京：中国协和医科大学出版社，2014.
44. 史瑞芬，张晓静.护理管理者素质与能力修炼.北京：人民卫生出版社，2016.
45. 泰勒.课程与教学的基本原理.罗康，张阅译.北京：中国轻工业出版社，2008.
46. 丹尼尔·A·雷恩.西方管理思想史.孙健敏，黄小勇，李原，译.北京：中国人民大学出版社，2013.
47. 弗雷德里克·泰勒.科学管理原理.马风才译.北京：机械工业出版社，2013.
48. 曹红梅，徐晓阳.同伴教育：农村留守儿童性安全教育的有效方式，现代教育科学，2013,4(2):38-41.
49. 何鞠师.紧急救治规则研究.医学与哲学，2018,39(8):1-5.
50. 贾艳岭，朱丹.人文护理在护理工作中的应用.护理学杂志，2006,21(9):76-78.
51. 李爽，孙丽娟，齐艳.同伴教育在结直肠癌造口病人健康教育中的研究进展.护理管理杂志,2017,17(9):644-646.
52. 刘义兰. 优质护理服务工作中加强人文关怀的思考. 护理学杂志,2012,27(9):1-2.
53. 王丹,张梦娜,吕俊华,等. 医疗机构处理紧急情况的伦理思考. 中国医学伦理学,2018,31(12):1616-1618.
54. 周袖宗,张华鸣. 灾害医学紧急救治的伦理冲突及对策探讨. 中华灾害救援医学,2014,2(7):362-365.